LES YEUX DE L'AUTRE

DU MÊME AUTEUR

La Transparence de l'œil
Paris, Odile Jacob, 1992
rééd. coll. « Opus », 1994

Yves Pouliquen

LES YEUX DE L'AUTRE

Roman

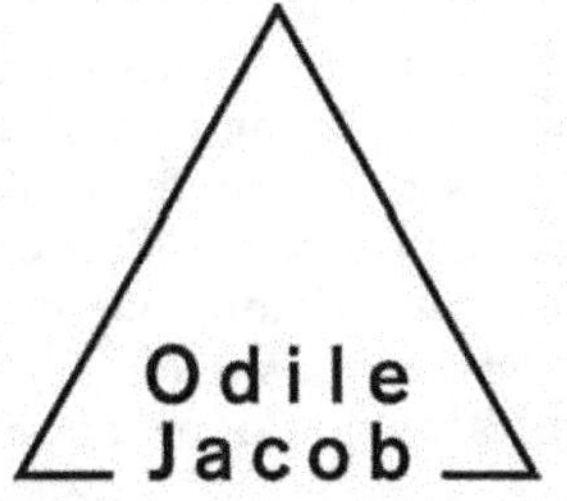

Chapitre 1

Lundi

Rose Bodet retrouva la paix en s'éveillant. Le cauchemar qui avait torturé la fin de son sommeil s'évanouit, laissant la place à un ordre sans absurdité, sans exigence, dans lequel il était bon de s'accomplir, un ordre qui lui appartenait, à elle, la veuve solitaire. C'était lundi. La vie reprenait autour d'elle. Surtout, dimanche était passé, ce jour sans destin, ce long silence de la rue, de son appartement, de ses quelques amis. Si elle avait eu des enfants, sans doute seraient-ils venus la visiter, mais son mariage était resté stérile. Son amie Monique Estévant, la seule qui lui restât, la voyait peu et, quand elle la rencontrait, ce n'était jamais ce jour-là. Ainsi cette longue journée était-elle quatre fois par mois un lent moment blanc, sans bruit, sans événement, sans surprise, une épreuve de plus parmi toutes celles de la vieillesse et de la solitude.

Lundi s'offrait autrement. C'était jour de reprise, avec son programme obligatoire, son itinéraire qui conduirait Rose du boulanger au marchand de légumes, avec l'espérance que les échanges de monnaie s'assortiraient d'une sorte de conversation, convenue certes, mais d'une conversation. Madame Chenu, la boulangère, si elle n'était pas trop occupée, commenterait derrière son comptoir les événements politiques ; elle ferait certainement une place à l'immigration, au chômage ou à la délinquance. Rose souriait dans son lit. Madame Chenu l'amusait avec ses analyses simples, ses visions au premier degré, sa façon de s'étonner des décisions du gouvernement. Rose ne partageait pas ses idées. Elle avait été institutrice tout comme son mari avait été instituteur. Elle avait de l'existence des hommes une tout autre conception. Elle était généreuse. Elle s'était dévouée à l'éducation des jeunes auxquels elle avait appris à lire, à compter et aussi à penser ; la tolérance avait été sa grande valeur. Elle l'avait prêchée, enseignée.

Rose regarda son réveil. Il était sept heures moins le quart... C'était l'heure de se lever. Toute sa vie durant ce fut l'heure du lever. Son mari le lui avait reproché tant qu'il avait vécu, surtout lorsqu'il était tombé malade. Mais rien n'avait changé ce rituel ; elle gardait le sentiment que la meilleure perception du monde, elle la saisissait à l'aube. Les yeux grands ouverts, elle fixa un rai de lumière entre les deux grands rideaux de la fenêtre de sa chambre. Elle vit passer dans la zone éblouie de ses rétines de gros corps flottants qui s'étaient installés dans ses yeux depuis quelque temps et qui l'avaient inquiétée. Un ophtalmologiste consulté l'avait rassurée. Ce n'était que la dégénérescence du corps vitré, ce corps transparent qui remplissait son œil : un signe de sénescence, un de plus. À soixante-dix-huit ans, elle les collectionnait. Elle sentit soudain, encore allongée, la douleur de sa hanche droite ; elle s'appliqua à en changer la position. Elle la rapprocha des douleurs qu'elle éprouvait depuis peu aux poignets. La friction même de ses mains lui faisait mal. Il lui fallait chaque matin beaucoup de temps pour retrouver une position verticale confortable. Avec précaution, elle s'appuya sur un bras pour dérouler son corps, prit appui sur sa jambe gauche, indolore, et se redressa petit à petit. Elle vit en un éclair, dans le miroir de son armoire, sa silhouette se déplier et s'enrouler dans sa robe de chambre. Elle arrêta la sonnerie du réveil, car elle se réveillait toujours avant qu'il ne sonnât.

Elle entrevit de ses yeux flous, sans lunettes, le portrait de son mari, sur la table de nuit. L'habitude qu'elle avait de le revoir là, sur cette image conventionnelle qui le montrait jeune encore, correspondait à une sorte de signe, à une petite prière payenne liée à cette manière d'engagement perpétuel qu'elle lui dédiait. Elle avait souffert de sa mort, cruellement.

Un cancer l'avait ravagé en quelques mois. Elle avait espéré, jusqu'à sa fin, qu'un miracle le lui conservât. Mais le mal avait prospéré d'une façon foudroyante, réduisant son corps amaigri à une pauvre carcasse jaune et son visage au seul regard fiévreux et suppliant qui la suivait partout. Georges était mort il y avait plus de vingt ans. Elle-même avait vieilli, tout comme ses pensées trop souvent ressassées. Les réminiscences du bonheur qu'elle avait eu avec lui et celles du malheur qu'avait entraîné sa mort s'étaient figées dans des circuits de pensée dont elle ne pouvait plus sortir. Ils en étaient comme abrégés, racornis, édulcorés.

Elle enfila ses chaussons, se dirigea vers la cuisinière. Alors qu'elle allait vers sa cafetière électrique, animée par la pensée du premier moment plaisant de sa journée, son petit déjeuner, elle éprouva une sorte de vertige. Celui-ci n'était pas nouveau. Son médecin y voyait la conséquence de l'insuffisance cardiaque qu'elle avait développée après l'infarctus qui l'avait frappée quelques années plus tôt. Ce vertige l'émut : il était plus violent que les autres. Elle s'appuya sur le rebord de la table. Un voile bleu passa devant ses yeux ; ses oreilles bourdonnèrent. Elle saisit un tabouret, s'assit, puis s'apaisa. Sa vision lui parut étrange. Elle mit ses lunettes. Tout était là pourtant, présent à ses yeux. Elle sentit des gouttes de sueur sur son front. Quand elle l'essuya, elle le trouva glacé. Son cœur s'était accéléré. Elle en sentit les battements précipités, irréguliers dans sa poitrine... Seule, sans secours, qu'adviendrait-il si elle tombait, si elle s'évanouissait ? « Et si je mourais ? », se demanda-t-elle... Enfin son cœur se calma, sa respiration s'amplifia, son abdomen se détendit, une onde douce et neutre l'envahit, libérant en elle la corde qui s'était tendue depuis sa tête jusqu'à son bassin. « Non, ce n'est pas grave, à soixante-dix-huit ans, ce sont des choses qui arrivent. »

Elle dissipa son angoisse en allumant la cafetière électrique. Le bruit de l'eau qui commençait à bouillir lui fut doux à entendre. Elle ouvrit la fenêtre. La cuisine s'emplit de l'air frais du matin, auquel se mêla bientôt l'odeur du café. Les borborygmes familiers de la cafetière réjouissaient son oreille. Quand ils cessèrent, elle remplit son bol. Elle tartina deux biscottes, qu'elle grignota consciencieusement et sans grand appétit. Un pigeon roucoula dans le grand acacia du jardin, un autre lui répondit. La vie était là, que d'autres êtres vivants lui exprimaient. Elle avait toujours été sensible à cet éveil du jardin, tardif l'hiver, lorsque moineaux et merles se succèdent en des chants brefs, précoce l'été, lorsque les pigeons dominent, s'ébrouant dans des craquements de branches. C'était le premier message des autres. Il lui importait peu qu'il lui vînt des oiseaux plutôt que des hommes. Il n'en était que plus mystérieux, à elle adressé non en signes clairs, mais en une énigme, tout aussi profonde que celle de la vie même. Cette présence lui faisait du bien. Elle pouvait croire en ce nouveau jour.

Sa toilette faite, elle revêtirait sa tenue quotidienne,

propre, sobre, sans originalité. Elle avait conscience de ressembler ainsi à toutes les veuves du quartier qui habillaient leur solitude des couleurs grises, brunes ou violettes de la conformité. Rien ne pouvait la distinguer des autres ; son souci de modestie s'en accommodait fort bien. Elle n'avait d'ailleurs eu dans sa vie que le nécessaire, et cela lui avait déjà paru une grâce. Sa rude éducation paysanne ne l'avait jamais incitée à l'ostentation, pas plus qu'elle ne l'avait encouragée au désir. Ce qui lui fut donné, ses succès à l'École normale, son mari, le bonheur tranquille, elle le reçut simplement. Sa seule vraie peine fut sa stérilité. Elle avait souvent imaginé, et beaucoup plus à présent qu'il était trop tard, une vie de famille heureuse. Plusieurs enfants, filles et garçons riant, portant l'espoir de leurs parents... Son rêve gardait la fraîcheur des sentiments de la femme jeune qu'elle avait été. Elle avait accepté cette fatalité avec résignation, car alors sans remède.

Jamais elle ne se hâtait. Vivant seule, elle avait appris à combler le temps, à s'en faire un allié, comme lorsqu'elle était institutrice et devait partager avec ses élèves les interminables journées scolaires. La segmentation en programmes précis, en matières diverses des jours scandés par les récréations ou les repas avait organisé une sorte de rituel dont la répétition n'était pas trop morose et s'accordait bien à la tâche à laquelle elle se consacrait. Sa longue retraite n'avait pas érodé ce rythme. Simplement, les petits gestes quotidiens, les actions nécessaires de la vie matérielle avaient pris le pas sur les leçons, les devoirs à corriger et toutes les habitudes de l'école. Les uns et les autres variaient au gré des jours de la semaine : quelques emplettes le lundi et le marché le vendredi, les conférences de l'amicale des œuvres pédagogiques le premier jeudi du mois, les visites au musée le mercredi parce que c'était le jour des enfants et qu'elle aimait les accompagner à distance, derrière leur professeur, et suivre les explications que celui-ci leur donnait.

Elle aimait retrouver au travers des autres ce rôle qu'elle avait eu et qui avait sans doute été l'une des valeurs profondes de son existence : par le savoir, apprendre à ces jeunes êtres ce qu'était la vie. Aussi aimait-elle voir tous ces yeux d'enfants suivre sur le tableau commenté les taches de couleur que le peintre avait choisies selon sa sensibilité et l'originalité de sa palette. Justes ou faux — elle était rarement d'accord avec ce qu'elle entendait —, les commentaires du professeur ouvraient à ces pupilles le chemin difficile du jugement, mais aussi sans doute, celui du plaisir de savoir regarder. Ils feraient de ce plaisir une grande part de leur avenir, elle en était certaine. Parfois elle recevait des lettres de ses anciens élèves. Elle était particulièrement sensible à celle d'un écrivain de talent qui répondait aux lettres qu'elle lui écrivait chaque fois qu'il publiait un nouveau livre. Toujours il faisait allusion au merveilleux départ qu'elle lui avait offert. Elle en éprouvait une grande fierté. Combien elle s'était donné de mal pour tous et comme sa vie en avait été heureuse ! Même à présent, ils étaient toujours ses élèves, ses enfants, ses seuls enfants.

Georges, son mari, n'avait pas son enthousiasme. Il acceptait volontiers les inégalités de ses élèves et se rangeait aux règles qu'imposait la vie, sélectionnant les plus doués, reléguant les plus faibles loin derrière. Fataliste, il se disait que d'autres chances seraient offertes aux plus malheureux. Rose n'y croyait guère. Elle avait une ténacité et une foi en l'instruction qui ne s'accommodaient pas de cette fatalité. Son rôle était de gommer les différences et de relier les moins doués aux premiers de la classe.

Georges était un intellectuel. Auprès de lui, elle s'était cultivée. Ils avaient eu ensemble le goût des conférences, des musées, du cinéma, du théâtre. Ils s'étaient tenus au courant des mouvements de l'art et dans chaque grande manifestation, deux places de prix modeste leur étaient réservées.

Rose, restée seule après la mort de Georges, avait gardé leur façon commune de vivre. Ce fut très douloureux dans les premiers mois du deuil où elle dut, dans le silence qui l'avait soudain envahie, rassembler ses forces pour aborder son avenir de solitude. Elle ne croyait pas en Dieu, elle ne lui reprochait donc rien mais n'en attendait rien non plus. Elle jugeait que, tout compte fait, la vie avait été cruelle pour elle.

Son enfance, en Maine-et-Loire, n'avait pas été malheureuse, mais ses parents avaient dû la mettre en pension à Angers, dans une institution pour jeunes filles. C'était le seul moyen de lui faire passer son brevet élémentaire. Aucune école de son village ne pouvait le lui permettre. Elle avait quitté la ferme de ses parents, située dans la basse île entre deux bras de la Loire, à Chalonnes-sur-Loire, une île que chaque hiver noyait en partie. Elle avait abandonné ses frères et sœurs, et avait rejoint ses compagnes de pension. Une tristesse infinie l'avait envahie lorsque la directrice avait raccompagné ses parents à la porte de l'école. Elle avait appris la douleur aiguë des enfants ainsi abandonnés. Elle avait dû la vivre comme une sorte de maladie, animée qu'elle était du désir de fuir, retenue par le respect de la règle et l'intérêt d'être instruite sur lequel avaient tant insisté ses parents. Elle avait souffert au point de jurer de ne jamais mettre ses enfants en pension. Elle avait toutefois forgé son caractère au feu de toutes ces contraintes, ce qui l'avait sans doute servie, quel qu'en ait été le prix. L'enseignement était bon, elle avait passé la même année avec succès le brevet élémentaire et était entrée à l'École normale d'institutrices. Quelques années plus tard, elle avait rencontré Georges, lui-même instituteur.

Leur rencontre se fit à Chalonnes même. Nommée institutrice, elle avait pu choisir un poste à Saint-Florent-le-Vieil où elle assura la fonction d'adjoint. Saint-Florent-le-Vieil l'avait tentée car elle aimait ce village dominant la Loire et distant de quelques kilomètres de Chalonnes, qu'elle pouvait rejoindre à bicyclette. Elle retrouvait ainsi sa famille chaque semaine et contribuait parfois aux travaux de la ferme. Depuis si longtemps parisienne désormais, elle pensait souvent à ces hauts peupliers, alignés en longues rangées dans les prairies humides de la basse île, à l'ombre desquels elle aimait se reposer dans les après-midi lourds de l'été. C'est le dos appuyé à leur tronc qu'elle avait lu tous les grands livres de la collection « Nelson ». Elle aimait à retrouver dans son album de photos l'image de ce grand pré maté qu'elle avait tant aimé. C'est là qu'elle vit Georges pour la première fois. Il était angevin. La famille Bodet appartenait à cette lignée de mariniers des bords de Loire que le progrès du siècle avait lentement fait disparaître. Les descendants avaient pour beaucoup d'entre eux choisi d'autres métiers, mais le père de Georges était parti pour Paris, où il avait trouvé du travail sur les péniches de la Seine. Georges naquit à Paris au hasard d'une halte. Il aimait ses racines et revenait chaque année à Chalonnes.

C'est au cours des vacances de l'été 1937 qu'il rencontra Rose. La famille de Rose, les Hiver, habitait la ferme proche de la maison des Bodet. Comment l'instituteur de chacune des familles si proches, en une aire si close de la basse île, eût-il pu manquer de connaître l'autre ? Rose se remémorait avec bonheur cet été qui les rapprocha. Sans doute, si elle avait connu Georges en un autre endroit qu'à Chalonnes, le chemin eût été plus long à la conduire dans ses bras ou peut-être n'eût-il eu jamais de cours ! Tous deux étaient liés à cette terre, ils parlaient le même langage avec une sensibilité qu'avaient forgée ces lieux étrangement calmes et soumis chaque année aux crues de la Loire. Georges l'avait séduite. Sa culture était si proche de la sienne que Rose fut prompte à penser que rien ne devrait porter obstacle à une union dans laquelle elle entrevoyait un possible grand bonheur.

L'été ne fut que conversation le soir au bord de la Loire. Au début, l'enseignement y prenait une large part. Ils avaient, surtout Rose, des vues qui transformeraient l'enseignement de demain. Peu à peu ils se laissèrent aller à des propos plus intimes. L'été passa, Georges rentra à Paris, une correspondance régulière s'établit entre l'école de Levallois-Perret où il enseignait et celle de Saint-Florent-le-Vieil. Pendant les compositions des enfants, elle et lui rêvaient. Ils se rendaient mutuellement par la pensée au pupitre de l'autre et, simultanément, s'écrivaient des lettres pleines d'un amour tendre au travers de leurs écritures appliquées et exemplaires. La séparation fit beaucoup pour leur amour. Ils se revirent à la Toussaint, à Noël, à Pâques. Dans l'intervalle de ces rencontres, leurs images se magnifièrent. Surtout, à présent qu'ils se connaissaient et qu'ils avaient découvert leur similitude, leur solitude leur apparaissait plus difficile à supporter. Partager leur manquait. Leur fonds de culture s'était beaucoup accru à la faveur de leurs échanges. Ce qu'ils avaient pensé seuls et qui parfois leur semblait audacieux, ils l'avaient retrouvé chez l'autre. Elle, sur le bord de la Loire, lui dans sa banlieue ouvrière, ressassaient avec bonheur ce temps de vacances pendant lequel ils s'étaient révélés l'un à l'autre. Comme leurs promenades le soir dans les rues encore chaudes leur semblaient avoir été déterminantes ! Ce cheminement dans Chalonnes, comme une boucle à partir de leur île, avait été une sorte d'initiation à leur vie d'adulte. La place du marché, la rue Carnot, la place du Pilori, le parvis de Saint-Maurille, les quais, le grand pont suspendu étaient comme les stations de leur chemin de passion. Rose se rappelait ces rondes avec délice. Insensiblement, elles les avaient rapprochés l'un de l'autre. C'est place du Pilori qu'il la prit pour la première fois par le bras. C'est derrière l'église Saint-Maurille, à l'abri du haut mur du jardin du presbytère, qu'il l'embrassa. Elle en sentait encore battre vivement son cœur. C'était le premier homme qu'elle embrassait ainsi sur les lèvres et l'étourdissement qu'elle ressentit se confondait dans sa mémoire avec l'inquiétude toujours présente d'avoir été vue par quelque curieux, et le souvenir du chuintement que faisait le courant du Layon rejoignant au travers des arches du vieux pont, à quelques pas, la grande Loire.

À la fin de l'été, quand ils se séparèrent, leur décision était prise. Ils se marieraient en mai de l'année suivante. Ils auraient aimé le faire simplement, tous deux avec leurs témoins, à l'abri des fêtes et des agitations d'un grand mariage à la campagne. Cela ne leur sembla pas convenable. Leurs parents n'auraient pas compris qu'il en fût ainsi, aussi bien pour eux-mêmes que pour les apparences. Rose se serait contentée d'un mariage à la mairie. Cela correspondait à son goût laïque et à la petite pointe d'anticléricalisme qu'avait glissée en elle l'École normale d'institutrices. Georges gardait en lui un fond de tendresse et d'estime pour le curé qui l'avait enseigné. La décision fut prise de s'unir à l'église. La cérémonie aurait lieu dans leur paroisse, à Saint-Maurille, dont le clocher pointu rivalisait avec celui de Notre-Dame.

Ce fut un beau mariage. Les deux familles réunies regroupèrent cent cinquante personnes chez les parents de Rose. Les longues tables avaient été dressées dans le verger proche de la Loire. Pendant la messe, on s'était activé à la cuisine et lorsque le cortège était revenu, ç'avait été un beau spectacle que celui de tous ces convives s'asseyant autour des nappes blanches et fleuries, chargées de victuailles. Les libations durèrent tout le jour et une partie de la nuit. Vers minuit, Georges et Rose s'éclipsèrent à la grande déception des noceurs. Ils redoutaient le réveil tapageur des mariés à l'aube de leur première nuit. Rose ne l'aurait pas supporté. Un ami de Georges, complice, les avait emmenés secrètement à Angers. C'est à l'hôtel Jeanne-de-Laval, chambre 22, la plus belle à leurs yeux, qu'ils s'allongèrent pour la première fois l'un à côté de l'autre.

Rose s'était sentie mieux, son café l'avait revigorée.

Elle s'étonnait toujours qu'un geste aussi simple puisse raviver en elle ce goût des choses de la vie. Comme si chaque nuit avait gommé une part des forces qui lui permettaient d'accepter, d'affronter son existence et que ce petit geste relançât la machine vitale et suffît à lui rendre confiance. Rose pensait qu'une part de l'acquis de la veille se détricotait la nuit et qu'une Pénélope vivait en nous qui se remettait à l'ouvrage, au petit jour, afin de reconquérir la part perdue de ses travaux. Elle maudissait les démons qui, dissolvant ainsi sa force pendant la nuit, la fragilisaient par une mue insolite et la rendait chaque matin si vulnérable. Le temps du café, heureusement, lui restituait son armure.

Après son petit déjeuner, Rose aimait méditer ou lire, c'était une manière pour elle de consolider son être, c'était un temps sacré avant qu'elle ne se lance dans l'épreuve longue et minutieuse de sa toilette. La lecture avait été toute sa vie durant sa distraction favorite. Elle avait une vraie science de son organisation. Tout caractère imprimé l'attirait, fût-il banal. Lorsqu'elle était institutrice, elle se levait même parfois plus tôt afin de disposer d'un peu de temps pour lire avant de partir vers son école. Depuis sa retraite, elle lisait après son petit déjeuner, un peu plus tard. Elle savait qu'elle lirait aussi l'après-midi avant une courte sieste et le soir avant le dîner. Le livre était chez elle le concurrent éternellement vainqueur de la télévision, qu'elle regardait assez peu. Seules les informations ou les reportages l'intéressaient. La fiction télévisuelle n'avait jamais pour elle un intérêt comparable à celle qu'elle tirait de ses lectures. Elle disait souvent à son amie Monique qu'elle avait regardé trois versions cinématographiques ou télévisuelles de *Madame Bovary* mais que ce qui restait en sa mémoire, c'était les images du roman qu'elle avait fixées en elle après chaque lecture de ce livre qu'elle préférait entre tous. Aucune image offerte par les cinéastes n'avait résisté à ce que son imagination avait créé en elle. Comme si la liberté de concevoir les images à partir de sa pensée fixait à jamais les représentations visuelles fictives, plus fortement que les tableaux artificiellement offerts par les autres à ses yeux.

Rose n'allait jamais vers les livres au hasard. Chaque ouvrage en cours de lecture suscitait une orientation, un désir qu'elle exhauçait immédiatement. Elle aurait pu reconstituer l'itinéraire exact de sa pensée au travers des livres qu'elle avait lus, qu'ils fussent consacrés à l'histoire, l'art ou plus rarement la philosophie. De celle-ci, elle ne comprenait pas toujours le langage ou même le vocabulaire et regrettait de ne pas y avoir été initiée. De la dispersion de ses choix elle s'étonnait souvent et se moquait du côté « Bouvard et Pécuchet » qu'elle se reconnaissait et qui ne lui déplaisait pas vraiment.

La librairie qu'elle fréquentait était un lieu de recueillement. Rose était bien connue du libraire. Il la voyait arriver le visage à la fois marqué par la gravité et le plaisir. Il savait qu'elle resterait un long moment au milieu des rayons, qu'elle choisirait dans l'œuvre de l'auteur retenu et qu'elle ne connaissait pas encore le livre qui serait le plus apte, à son avis comme à celui de la presse littéraire, à l'initier à une manière de penser, de traduire la vie, dont elle supputait déjà qu'elle jouirait pleinement. Rose ne sortait jamais de la librairie sans un achat : un livre, deux au maximum, car elle n'aimait pas engager son bonheur de lecture sur une longue distance. L'approche des livres, elle la voulait subtile, prometteuse, jamais imposée. Elle la souhaitait « rentable » en esprit. Elle avait horreur qu'on lui en offrît. Elle ressentait à l'offrande du livre qu'elle ne convoitait pas une sorte de gêne parce qu'elle devait alors rendre hommage à celui qui le lui offrait et à l'auteur qu'elle n'avait pas volontairement choisi.

Rose ne souffrait plus de son malaise. Elle éprouvait même une sorte de bien-être, comme lorsque après l'inquiétude on se rassérène, comme si une onde chimique de stress se dissipait dans son corps et qu'une autre, bienfaisante, lui était offerte en réparation. Rose, ce matin, lisait Julien Gracq. Elle avait fait son stage d'institutrice à Saint-Florent-le-Vieil où Gracq, qu'elle admirait, vivait en ermite. Comme tous, elle avait été subjuguée par l'admirable style du discret professeur de géographie et, du *Rivage des Syrtes* à *Un Balcon en forêt*, elle avait tout lu et relu avec un infini plaisir. Elle se sentait proche de cet homme simple et altier, préservant auprès de sa sœur sa sérénité, sa culture, son regard. Elle lisait le tome II de *Lettrines*. Elle avait une prédilection pour ces chapitres courts, la lumière des phrases, l'entrechoquement des mots et des pensées, cette alliance de précision et de parfums somptueux à propos de rien, du simple regard porté sur toutes choses. Pour qui l'aurait regardée ainsi assise sur son siège de cuisine, le livre appuyé sur son rond de serviette en offrant ses pages plus aisément inclinées, son visage aurait paru comme transfiguré. Le lien qui, par ses yeux, réunissait le texte de Gracq à sa pensée la détournait de toute crispation, de toute tension. Son visage avait presque perdu ses rides. Une sorte de détente lissait son front et ses joues, desserrait la tension de ses mâchoires. De temps en temps, un mouvement de ses lèvres vermiculées traduisait un plaisir profond à retrouver un souvenir dans les replis du texte. Elle redécouvrait les lieux où elle avait rêvé son amour, ces lieux imaginés avec sa seule poésie, informelle mais pleine d'attente et d'espoir. Elle les retrouvait là, ligne après ligne, et cette œuvre de Gracq devenait sienne. Elle se l'appropriait. Elle pensa qu'il était doux d'être enraciné, lié à une terre, et plaignit ceux dont la vie ne fut que nomadisme, bien qu'elle ignorât tout de celui-ci et de ses attraits. Les *Lettrines* avaient remplacé *L'Homme sans qualité* de Robert Musil, sa dernière lecture, précédée elle-même par son *Journal*. Elle avait beaucoup aimé le roman quoique inachevé et le style enserré dans des chapitres courts. L'homme, au travers du journal, lui était apparu moins saisissable qu'au travers du roman, peut-être incomplètement livré ou partiellement masqué. Les *Lettrines* représentaient un retour aux sources, à ses sources. Elle ferma le livre et médita longuement. Le temps redevint lent pour Rose.

Elle fixa au travers de la fenêtre de sa cuisine le grand acacia que les pigeons avaient à cette heure déserté. Elle aimait cet arbre au milieu des marronniers. Elle souffrait toujours un peu lorsque ses feuilles tardaient à venir au printemps. Les marronniers étaient chaque année déjà presque en fleur quand il restait encore nu et branchu. Elle craignait chaque fois qu'il ne fût mort. Mais il la rassurait enfin en lui offrant sa légère feuillure multiple, dense et douce pour le regard et d'un vert plus frais que celui des marronniers. Ces deux variétés d'arbres jouaient un rôle immense dans sa vie. Ils comptaient pour le regard comme les oiseaux pour l'oreille, ils étaient plus que les hommes ses sens du matin.

Ses rêveries sur Saint-Florent l'avaient ramenée vers Georges par une succession de pensées récurrentes, nées comme des bulles d'idées à peine conscientes, plus sentimentales qu'émotives. Elle pensa que ce serait bientôt l'anniversaire de son mariage. Cette pensée l'assombrit, comme souvent celles qui la reportaient dans son passé. Aujourd'hui serait encore un jour triste. En était-il d'autres ? Elle conservait une manière d'idéaliser les faits. C'était un choix qu'elle faisait pour survivre, mais elle pensait tous les jours et les passait tristement. Elle souhaitait même qu'il n'y en eût pas de trop nombreux à son horizon. Comme elle n'avait aucun descendant, elle avait fait don de ses cornées à la Banque française des yeux, car elle avait toujours été effrayée par la cécité, et avait légué son maigre bien à des organismes charitables. Tout était parfaitement indiqué dans son portefeuille. Personne ne pourrait se tromper sur ses intentions. Rose était une femme d'ordre. Elle n'avait vis-à-vis de son départ, de sa mort, aucune frayeur particulière. Elle craignait seulement la souffrance, la détresse. Sur le destin de son âme, elle n'engageait rien. Sur celui de son corps, elle souhaitait qu'on pût éventuellement en tirer un bien pour les autres et que ce qu'il en resterait rejoignît la terre, celle de Chalonnes, auprès de Georges, dans le cimetière où elle s'était rendue tant de fois, sur sa tombe et sur celle de ses parents, de sa famille. Elle revoyait ce cimetière sablonneux, en pente douce, porteur de tombes penchées comme des barques semblant s'entrechoquer sous un vent imaginaire venu de très loin. Dans cette terre sèche, sous le soleil chaud d'Anjou, elle pensait que son corps se momifierait lentement entre les siens. Elle voyait dans ce retour à la terre une sorte de don à la vie, de mise à disposition de soi au cycle des énergies, sans lequel rien n'existe. Elle pensait cela sans tristesse. Le calme de ce sommeil éternel lui apparaissait parfois comme une récompense.

Rose se leva. L'animation du lundi l'attendait, et

déjà quelques commerçants ouvraient leur boutique pour les solitaires comme elle. Ils seraient ses interlocuteurs. Elle sentit à nouveau comme une légère faiblesse, un trou de pensée à peine perceptible, une vague lueur devant ses yeux. Elle eut à peine le temps de s'émouvoir tant ce fut bref. Elle s'engagea dans la salle de bains. Elle n'aimait pas voir ainsi dans son miroir son visage sans apprêts. D'une coquetterie sage, elle s'évertuait à remettre en place les désordres qu'elle pouvait modifier. Mais elle n'échappait pas à la vérité de son miroir. Son mari lui disait toujours que son expression, ainsi réfléchie, était très différente de son vrai visage. Des traits plus durs semblaient l'animer, qu'elle n'avait pas en réalité. Quand il voulait la taquiner, il lui disait qu'elle ressemblait à « l'autre », celle du miroir, ce qui peut-être était vrai, lorsqu'elle était contrariée. Sa chevelure était étonnamment abondante pour son âge, d'un gris léger. Elle était ramenée en chignon sur sa nuque. Lorsqu'elle était défaite et répandue sur ses épaules, elle se comparait à la sorcière des contes de fée. Elle détestait cette image. Aussi prenait-elle grand soin à la ramasser, à la lisser, à la retourner en un chignon épais qui, dégageant son cou, conférait à celui-ci une certaine grâce. Elle ne s'était jamais admirée, mais elle avait été sensible à l'expression de ses yeux, dont l'éclat, la légère saillie, la couleur de claire noisette avaient toujours séduit ceux qui la regardaient. Georges aimait lui parler de ses yeux roux qui se confondaient l'été avec la couleur bronzée de sa peau.

Elle était plutôt grande, de silhouette élancée, « joncée » comme aurait dit Restif de la Bretonne, et ce n'est que récemment qu'elle s'était un peu voûtée et raidie. Elle n'avait jamais trop étudié son corps, son allure, ni favorisé l'impression qu'elle pouvait offrir aux autres. Son existence ne l'avait confrontée qu'à peu d'hommages masculins et l'amour de Georges l'avait abritée pendant leur vie commune de tout désir d'aventures, imaginées seulement au travers des romans qu'elle lisait. Elle avait goûté la vie en grande partie au travers des autres, surtout les écrivains. Ce qu'elle avait ainsi acquis avait suffi à ses désirs. Elle avait préféré vivre par procuration plutôt que par elle-même et s'était révélée assez peu sensuelle. L'amour, elle ne l'avait aimé que dans le confort que Georges lui offrait : des élans sincères mais sans extase. Les repas entre amis l'avaient peu intéressée. Elle avait préféré les promenades en forêt aux plages ensoleillées et encombrées. Sa forme de jouissance, elle se l'était fabriquée dans une manière de second degré de pensée qui lui donnait parfois, tant elle était en elle absorbée, une sorte de légèreté dans sa présence, une indifférence. Ceux qui la connaissaient l'admettaient. C'était aussi ce qui faisait son charme.

Rose, devant son miroir, se sentit décidément lasse. Ce jour qui commençait ne la reconstituait pas comme à l'habitude. La lassitude qu'elle éprouvait l'intriguait.

Certes, la toilette était chaque matin une épreuve. Il fallait rester longtemps debout et surtout se sécher les cheveux lorsqu'elle les lavait. Relevant les bras pour fixer son chignon elle se sentit épuisée. Elle avait l'impression qu'une chape de plomb moulait ses épaules, broyait ses omoplates. Son souffle était court. Des cernes marquaient de leur aile bleutée ses paupières. Comme ses yeux avaient peu d'éclat ! Bien sûr, pensa-t-elle, ce sont les yeux de « l'autre », mais à ce point ? Elle éprouvait depuis ce matin une sorte de dérangement de sa condition, un état inhabituel né avec les malaises qu'elle avait ressentis. Elle disposa un peu de fond de teint sur ses joues, un peu de poudre, elle rosit ses lèvres avec un rouge pâle. Elle se regarda et ne se reconnut pas vraiment. Un étrange message émanait de son visage. Elle avait mauvaise mine, mais c'était une mauvaise mine bien singulière. Elle aurait aimé en comprendre les raisons. Elle chercha une cause à ce malaise qu'elle ressentait si diversement depuis ce matin. Elle évoqua ses repas de la veille, le demi-poulet du déjeuner, les coquilles Saint-Jacques du soir. Peut-être les coquilles Saint-Jacques... Le surgelé, elle ne s'y était ralliée que par nécessité... et avec une certaine réticence ! Oui, sans doute les coquilles Saint-Jacques ! Tenir une explication la rassurait. Et puis, c'était bien tout ce à quoi elle pouvait se raccrocher. Elle n'avait bu que de l'eau, sa soupe était la même que la veille, elle n'avait rien modifié dans ses médications. Certes, il lui en coûtait d'ingérer la longue suite de pilules et de poudres que son médecin considérait comme indispensable. Dieu sait combien ce fut difficile d'en équilibrer les effets ! Mais depuis quelques mois, Rose n'avait pas à se plaindre. Elle supportait bien son traitement. Elle le savait utile. L'idée des coquilles Saint-Jacques trottait dans sa tête et l'apaisait.

Rose s'habilla avec difficulté, sa hanche lui faisait toujours mal. Elle boutonna difficilement sa jupe tant ses pouces étaient douloureux. Elle était plus essoufflée qu'à l'ordinaire. Elle perçut une vague douleur dans la tête comme lorsqu'elle avait une migraine. Elle avait été toute sa vie migraineuse. C'était une maladie bien à elle, comme une habitude désagréable mais inéluctable. Elle en avait vécu toutes les formes : celle du réveil avec ses battements sourds qui vous accablent et sa nausée violente, celle du soir, abrutissante, qui s'épuise dans la nuit, la migraine ophtalmique avec ses hallucinantes et tremblantes images visuelles qu'une hésitante et douloureuse vigilance vous font épier dans la crainte d'une cécité durable. Elle les avait toutes connues, mais elle savait qu'elles étaient sans consé-quence et liées à son anxiété. D'ailleurs, avec l'âge, elles s'étaient espacées et surtout elles étaient peu douloureuses, comme ce matin... Sans doute, après tout, n'était-ce qu'une migraine... Rose pensa que l'Aspégic, qu'elle devait obligatoirement prendre chaque jour, la soulagerait.

Elle mit sa montre à son poignet. Georges la lui

avait offerte pour leur vingt ans de mariage. C'était une petite montre ronde en or, maintenue par un bracelet de cuir. Il lui en avait coûté de devoir le changer alors qu'il était usé car la montre n'était plus exactement dans l'état où Georges l'avait vue, l'avait choisie. Au moins avait-elle la consolation de se dire qu'elle ne s'était jamais arrêtée depuis le premier jour, grâce à la solidité de son mécanisme et aux soins qu'elle mettait à la remonter chaque jour à la même heure. Ainsi avait-elle marqué sans aucune pause toutes les heures de sa vie commune avec Georges et son temps présent. Ce petit bruit qu'elle entendait et qu'émettaient les montres anciennes l'accompagnait sans cesse, même la nuit sur sa table de chevet.

Ce n'était qu'un autre rituel de la vie de Rose parmi tous ceux qui peuplaient sa solitude. Depuis que Georges était mort, elle avait laissé en place dans l'armoire toutes ses affaires, comme s'il pouvait en avoir besoin demain. Non pas qu'elle eût la moindre illusion sur les destins du mort, mais il lui plaisait qu'il gardât, par l'intermédiaire de ses objets, de ses vêtements, une place auprès d'elle. Sa canne, celle de ses dernières promenades, était restée dans le porte-parapluie, son chapeau accroché à la patère de l'entrée. Quand elle passait, nul ne savait si elle regardait ces objets, mais ils étaient là, par décret, à jamais. De même, sur le bureau de Georges étaient restés les lunettes, les stylos, le dernier crayon taillé, son dictionnaire et les derniers mots croisés inachevés. C'était sa façon à elle d'élever un autel des morts, dans sa propre maison.

Elle voyait davantage dans les objets de Georges sa vraie demeure posthume que dans le tombeau de Chalonnes qu'elle visitait une fois par an. Quand elle s'y rendait, souvent en fin d'été, jamais à la Toussaint, elle accomplissait un pèlerinage de quelques jours qui lui était douloureux et heureux à la fois. Elle était ravie de revoir le village de son enfance et de le redécouvrir chaque fois. Comme il était doux de saisir à l'horizon les flèches des deux églises à partir de la route de Saint-Georges. Notre-Dame à droite lui semblait émerger plus tôt du dôme touffu du bocage que Saint-Maurille sur la gauche... Elle fixait ensuite dans le clos au-dessus du château de la Pipe un édicule étrange, auquel elle ne savait plus donner de nom puis, plus à droite, le château d'eau sur la colline qui porte les nouvelles maisons blanches du village au-dessus de Notre-Dame, et enfin, à droite, les falaises où habitait un ami de ses parents. Le ballet de ses repères se modifiait au fur et à mesure qu'elle se rapprochait. Elle s'en amusait. Il lui semblait qu'elle retrouvait Combray ou Balbec. Elle était heureuse de cette émotion si naturelle et si littéraire à la fois. Elle attendait avec impatience le passage du premier pont, d'où elle découvrait la grève et son île, celle de son enfance.

La visite à la ferme de ses parents, tenue par un de ses frères, la meurtrissait. Tantôt parce qu'un détail du passé qu'elle retrouvait, inattendu, la transperçait ou lui donnait une sorte d'ivresse, tantôt parce que les changements que son frère avait entrepris, après la mort de ses parents, avaient détruit ce qu'elle s'attendait à revoir. Ainsi se mêlaient d'une façon aiguë les souvenirs touchés du doigt et ceux qu'elle avait gardés en elle, mais désormais sans preuve au travers d'une nostalgie faite de peine, de contrariété, et aussi de plaisir.

La visite qu'elle rendait à Georges au cimetière était davantage le prétexte du voyage qu'une pieuse exigence. Rose pensait moins à Georges étendu sous cette dalle d'ardoise noire portant son nom et les dates de sa courte vie qu'à celui qui était en elle, immatériel, présent dans les objets qu'elle avait conservés, de retour à travers mille souvenirs. Sa manière d'explorer les choses avec lucidité et sans détour lui imposait dans cette tombe l'image de ce qu'était devenu Georges, ce squelette plus ou moins décharné dans ses habits de deuil maculés et défaits... Cette image, elle la savait vraie, l'acceptait mais la refusait aussi.

Elle s'en détournait rapidement et s'accrochait au charme que ce petit cimetière où il reposait lui inspirait. Sa pente offerte au soleil de midi, ses allées sèches et crissantes sous les pas, le bruit si particulier des allées foulées par les pieds des visiteurs qu'elle avait perçu dans le grand silence du jour de l'inhumation. Cette petite brise en caresse qui fait cligner les fleurs, le coteau du Cèdre et l'aplomb du petit mur de clôture sur lequel, en bas, les vignes roussissent au soleil d'automne. Sur la gauche, les toits d'ardoise de ces maisons au mol tuffeau, égratigné par les ans. Tout cela au-delà d'elle et en elle à la fois, cet amalgame des choses et de sa pensée qui lui permettait de vivre, de supporter, d'aller au-delà des misères, des douleurs. Elle retournait chez son frère, lentement, le cœur toujours meurtri des pensées que cette visite ferait éclore. Le chemin de ses amours, elle le parcourait entre peine et joie, surtout la petite place du pilori si défigurée à présent. Elle essayait de retrouver, alors que Chalonnes se transformait, les preuves de leur existence passée à Georges et à elle, dans l'attendrissement des vieilles pierres qui semblaient la reconnaître, ou des reflets de la Loire, la seule éternellement pareille à elle-même. Elle revivait ce qu'ils s'étaient dit, ce qu'ils avaient fait, ici ou là. Elle était convaincue de l'authenticité de ces souvenirs alors même qu'un doute beaucoup plus vaste la gagnait sur l'existence même de son lointain passé, de son enfance. Sa silhouette fine un peu voûtée, hésitante sur les pavés des quais, s'altérait chaque année davantage. Sa métamorphose insensible était comme celle du temps, celle de ses souvenirs, celle de sa pensée.

Rose semblait englobée dans un tout de plus en plus imprécis, où les éléments les plus résistants semblaient être la fidélité à une idée qu'elle se faisait des choses, plus qu'aux choses elles-mêmes. Pourtant, le rituel qu'elle s'imposait et qui se nourrissait d'elle l'aidait à structurer sa vie de chaque jour. Sa solitude le lui imposait sous peine de déliquescence, d'effondrement. Après ses courts séjours à Chalonnes, elle revenait à Paris avec le sentiment d'un devoir accompli et aussi l'impression d'un certain soulagement. Le retour à ces lieux chauds de sa jeunesse, de sa vie avec Georges pendant leurs longues vacances scolaires, créait à chaque fois en elle une sorte de crise. Le brassage des souvenirs était là-bas plus fort que les temps de sa vie présente ; une sorte de déséquilibre intervenait dans la balance de ses pensées et comme une remise en question de sa vie de tous les jours, qui ne retrouvait son équilibre que dans la succession des petites tâches et des petits plaisirs. À Paris, elle ne remettait jamais en question sa vie. À Chalonnes, si ! Tous ses souvenirs s'accrochaient à des époques qu'elle jugeait, par la distance qui l'en séparait, avec une lucidité qui prenait de la force avec le temps. Elle avait parfois comme une idée de dérisoire, s'attachant à ce passé si vite révolu, si rapidement vidé de sa substance.

Elle remarquait que ce qui restait en elle, ce n'était guère le sentiment d'avoir agi — à tout prendre, il s'agissait d'actions bien modestes et bien peu pittoresques —, mais des clichés qui de place en place jalonnaient sa vie et auxquels elle tenait. À l'un d'entre eux, elle était particulièrement sensible, elle ne savait pourquoi. Mais comme elle l'aimait ! C'était un pique-nique avec Georges sur une petite plage de l'île, au bord du bras le plus actif de la Loire : tous deux assis sur leurs serviettes claires, la nappe étalée devant eux, les melons parfumés, les rillauds frais du matin, la bouteille de coteau de Layon que Georges avait laissé traîner au bout d'une ficelle dans l'eau fraîche et tourbillonnante de la Loire, et la tarte aux prunes. Après le repas, ils s'étaient allongés dans une douce ivresse, et ils s'étaient tenus par la main. Les hommes et les femmes étaient aux champs. On entendait au loin les batteries au travail ; elles émettaient un ronflement rauque venant par bouffées assourdies troubler leur silence, celui de ces rives écrasées de soleil que seuls les tourbillons du fleuve, nombreux à cet endroit, troublaient en y mêlant leur mélodie mouillée et fraîche. Le ciel au-dessus d'eux portait les nuages blancs et immobiles, propres à l'Anjou, comme suspendus en ce ciel de céruleum.

Rose portait en elle cette image, aussi nette qu'à son origine, comme une preuve de ce bonheur qu'elle avait pu vivre. Certes, elle savait que cette fraction de temps avait été très courte dans sa longue vie et qu'il en était ainsi des quelques autres qu'elle aimait tout autant. Mais elle la chérissait particulièrement parce qu'elle pensait qu'elle représentait l'occasion — rare dans une vie — d'une élévation de sa condition à un niveau de pensée, de sérénité, de réflexion, de neutralité physique du corps qui mérite d'être assimilé à un bonheur vrai. C'était comme ce que l'on aime retrouver dans un roman et qui porte à rêver. Rose, dans ces moments-là, mêlait sa vie à la littérature. Son souvenir croisait sa culture et l'attirait dans le courant universel des hommes, des femmes que celle-ci porte vers chacun de nous. Ces voyages à Chalonnes, qu'elle aimait et redoutait à la fois, suscitaient en elle ces sortes d'orages de sentiments dans lesquels elle finissait toujours par puiser quelque source féconde, quelque élévation de pensée, qu'elle aurait aimé transcrire, ce qu'elle ne faisait pas.

Rose fut enfin prête à partir. Il était 11 h 30. Elle avait, une fois habillée, effacé le désordre de sa cuisine. Elle avait voulu laver son sol mais tout lui avait semblé si pénible ce matin qu'elle s'était contentée de passer la serpillière devant l'évier. Elle avait remis à plus tard le vrai ménage. Ce matin, elle se sentait trop épuisée, anormalement épuisée. Elle recouvrit sa robe d'un paletot léger : le temps était beau, le soleil brillait, la température était clémente. Elle prit son sac, son porte-monnaie, vérifia que le gaz était fermé et que les robinets ne coulaient pas. Elle bloqua la fenêtre de la cuisine, s'assura qu'elle avait dans sa poche les clés de l'appartement et sortit, fermant avec application les deux serrures et le verrou. Elle remit ses clés dans sa poche et descendit lentement l'escalier. Quoique remis à neuf depuis quelques mois, il sentait toujours cette curieuse odeur de vieille maison parisienne, effluves d'eau croupie, relents de moisissures centenaires, une pointe de gaz de ville et parfois de melons en poubelle. Rose se sentit molle sur ses jambes, elle saisit la rampe. Descendre exigea beaucoup de précautions. Elle téléphonerait à son médecin l'après-midi pour lui signaler cet étrange état.

Elle franchit le seuil de sa maison et se retrouva dans la rue de Buci. L'air frais, le mouvement des gens, le bruit la surprirent. Éblouie par la lumière de ce beau matin de mai, elle s'engagea à pas comptés sur le trottoir qui la conduisait chez Madame Chenu, la seule personne qui, en dehors de Monique Estévant, s'intéressait à elle. Les autres commerçants étaient indifférents. Madame Chenu, elle, savait tout. Elle avait connu Georges, car elle tenait sa boulangerie depuis plus de trente ans. Elle ne manquait pas d'évoquer, à intervalles convenables, sa mémoire et de rappeler qu'il était le plus fidèle amateur de ses pains au lait, dont il avait d'ailleurs considérablement accru la consommation dans les derniers mois de sa vie. Rose aimait bien Madame Chenu. Son dynamisme, ses péroraisons la rassuraient. Elle la plaçait la première sur son itinéraire, car, avec elle, elle pouvait parler et sortir du mutisme qui souvent l'accablait. Dès qu'elle entrait dans la boulangerie, Rose se sentait libérée du long silence imposé depuis la veille et parfois durant tout un week-end. Elle traînait un peu, laissait passer son tour : l'heure à laquelle elle venait, en fin de matinée mais avant le coup de feu de midi et demi, favorisait leur conversation.

Elle entra. Madame Chenu eut à peine le temps de lui poser des questions sur sa santé. Elle vit Rose porter la main à sa poitrine, balbutiant quelques mots inintelligibles. La boulangère approcha une chaise, assit Rose dessus. Elle fut effrayée par la pâleur soudaine qui inondait son visage, toucha son front, impressionnant de froideur, sentit le corps s'affaisser lentement, les mains lâchant le sac. Elle vit le porte-monnaie tomber avec un bruit métallique sur le carrelage. Madame Chenu appela à l'aide dans l'arrière-boutique. Un apprenti se précipita. On décida d'allonger Rose sur le sol même de la boutique. Elle paraissait sans vie, ses yeux partiellement exposés derrière des paupières mi-closes. Une ample respiration souleva sa poitrine en même temps qu'un râle sortit de sa gorge, puis s'arrêta. « Appelle le SAMU », cria Madame Chenu au jeune homme. Les clients entraient dans la boutique. Beaucoup connaissaient la vieille dame. L'un deux, masseur, prit le pouls de Rose. « Son cœur bat, dit-il, je sens très faiblement son pouls. » Tous voulaient faire quelque chose : la transporter sur un lit, lui donner de l'oxygène dont personne ne disposait, faire du bouche-à-bouche... L'ambulance s'annonça au rythme inquiétant de son alarme. En quelques secondes elle fut là. La porte arrière s'ouvrit à deux battants et les médecins se précipitèrent. L'un d'eux ausculta Rose, prit sa tension, une perfusion fut placée en un instant sur une veine du bras gauche. Allongée sur un brancard, Rose fut engouffrée dans l'ambulance béante et les portes bruyamment claquées. Elle démarra dans un crissement de pneus impatient. L'attroupement qui s'était formé devant la boutique de Madame Chenu écouta les explications de la boulangère, puis se dispersa.

Madame Chenu remarqua qu'elle avait gardé le porte-monnaie de Rose et son sac. Elle l'ouvrit : Il contenait cent treize francs et une photo de Georges. Elle les rangea soigneusement dans son armoire et se promit la joie de les rendre à sa vieille cliente dès son retour de l'hôpital.

Chapitre 2

Mercredi

Son épouse Catherine l'avait quitté vers huit heures et demie pour se rendre au bureau de la mairie où elle travaillait. Comme chaque matin, elle lui avait abandonné en l'embrassant les effluves de son parfum en même temps qu'une secrète douleur. Ce parfum, il le lui connaissait depuis leur première rencontre, il avait contribué à forger cette forte attraction qu'elle exerçait sur lui. Catherine était belle alors, et elle était toujours telle qu'il se l'imaginait. Il l'aimait, et ce parfum fort et pénétrant, au lieu de l'incommoder à l'usage, il avait souhaité qu'elle le gardât afin de scander ainsi dans son temps si particulier ses départs et ses retours. À lui étaient liés toute une théorie de subtiles attirances et comme un complément sensuel à l'union si plaisante de leurs corps.

À présent il remontait la rue du Jardin des Plantes. À Avranches, c'est une rue étroite en équerre, qui conduit, par une pente raide, de la place de la mairie à l'esplanade du Jardin des Plantes. C'est là qu'il se rendait, comme presque chaque jour. Dans sa vie désœuvrée, il choisissait souvent d'aller dans ce jardin qu'il considérait un peu comme le sien. La fin de la matinée était propice à cette promenade. C'était l'heure à laquelle sa situation d'homme inoccupé lui pesait : lever pour conduire sa fille à l'école, petit déjeuner, toilette, audition de la radio étaient accomplis. Quand tout cela était, il était à peu près onze heures. L'ennui l'avait saisi comme chaque jour, sous la forme d'une sorte de vertige à considérer le grand vide de la journée qui s'offrait à lui.

Jean-François, depuis dix mois, ne travaillait plus. Un accident de travail avait bouleversé sa vie : c'était à la fin du mois de juillet, alors qu'il s'apprêtait à partir en vacances avec Catherine et leur fille Florence. Il avait revécu mille fois les circonstances qui l'avaient rendu presque aveugle. À nouveau, il maudissait l'ordre des gestes qu'il avait accomplis et imaginait tant d'autres enchaînements qui ne lui eussent pas été fatals. Une révolte sourde vivait en lui et il s'accusait de cette précipitation qu'il avait toujours manifestée dans l'accomplissement de ses tâches, négligeant les plus élémentaires règles de prudence. Pourquoi avoir voulu séparer les pièces grippées de sa machine avec cette solution décapante dont il ignorait qu'elle contenait tant d'acide ? Tout avait été si rapide. L'accélération du tour, la projection de la solution sur son visage, sur ses yeux. Il avait compris immédiatement la gravité de ce qui lui arrivait. Il avait appelé au secours, les mains plaquées sur le visage. Ses yeux le brûlaient atrocement. Il avait été incapable, par-delà cette douleur aiguë, de savoir si ses yeux étaient ouverts ou fermés. Une grande frayeur l'avait saisi. Malgré la courte distance qui séparait son atelier de l'hôpital d'Avranches et les soins rapides qui lui avaient été prodigués, Jean-François avait gardé des brûlures bilatérales des deux cornées. Les brûlures de la peau n'avaient guère eu de conséquence, mais celle des yeux, quoique légère, avait compromis la transparence de ses cornées.

Jean-François était resté deux semaines à l'hôpital. Les souffrances initiales s'étaient rapidement atténuées. Lorsqu'il avait pu ouvrir les paupières, après quelques jours, il avait compris que la vision qui lui restait, cette perception floue des masses qui se déplaçaient dans son champ visuel, si elle lui permettait de se repérer dans l'espace et de se déplacer, l'empêchait d'écrire, de lire ou de travailler. Il en fut accablé. Tous autour de lui, Catherine, sa famille, ses amis, et même son médecin tentèrent de le convaincre que cet état était passager. Ils lui citèrent des exemples plus ou moins authentiques, plus ou moins comparables, mais dont l'évolution avait été finalement favorable.

Neuf mois plus tard, il remontait la rue du Jardin des Plantes. Il était toujours aussi handicapé. Certes, après sa sortie de l'hôpital, les choses s'étaient améliorées et sa vision était redevenue plus acceptable. Mais il ne pouvait toujours pas travailler. Tout ce qu'il savait faire, c'était arpenter les rues d'Avranches assez facilement. Il avait appris à interpréter avec beaucoup d'agilité les morceaux d'images que ses yeux saisissaient à peine ; les sons venaient à son secours d'une manière qu'il n'aurait jamais soupçonnée auparavant. Il identifiait grossièrement les objets, mais il était toujours incapable de reconnaître les gens qu'il croisait et ne leur donnait un nom que lorsqu'ils lui adressaient la parole. Ceux qui le rencontraient avaient du mal à soupçonner les raisons qui le rendaient presque aveugle ; tout au plus remarquaient-ils que les yeux de Jean-François avaient moins d'éclat. Son regard semblait manquer de fermeté et une sorte d'indépendance des deux yeux altérait la franchise de son visage. Jean-François ressentait cette nuance dans le regard qu'à leur tour ils posaient sur lui. Il avait été autrefois le fils apprécié des Le Herissé, beau de sa personne, grand, sportif, arrière droit de l'équipe de football d'Avranches. Il incarnait la force, la santé, l'invulnérabilité. Il avait participé à la victoire de l'équipe en deuxième division régionale. Désormais, il soupçonnait tous ceux qu'il rencontrait de juger pénible l'écart entre ce qu'il était et ce qu'il avait inspiré.

Mais ce n'était que l'un des aspects de sa transformation. Beaucoup d'autres, plus intimes, le harcelaient. Leur irruption, chaque jour, le plongeait dans une sorte de révolte, contre le sort, contre lui-même, au terme de laquelle une accablante soumission à la force des choses s'imposait. Certes, un espoir demeurait : celui que lui avait donné l'ophtalmologiste de Rennes qu'il avait consulté en septembre, après que celui d'Avranches eut souhaité qu'il le rencontrât. Celui-ci avait recommandé trois mois d'évolution avant de l'envoyer consulter à Paris, ce qu'il avait fait en novembre. Le professeur, dont les maladies de la cornée étaient la grande spécialité, avait confirmé cet espoir. Il avait cru comprendre, au travers de ses explications et du rapport qu'il avait adressé à ses confrères de Rennes et d'Avranches, que la brûlure des cornées avait profondément altéré sa vision mais qu'elle avait été relativement limitée en surface. Une greffe de cornée aurait des chances raisonnables de succès. Il était nécessaire de la réaliser sur chacun des deux yeux ; l'œil droit aurait peut-être une meilleure chance de succès que l'œil gauche. Jean-François évoquait avec émotion le moment où il lui avait été confirmé qu'il sortirait de sa prison visuelle. Il avait accepté avec attention ce que lui avait ensuite annoncé le professeur. « Vous savez sans doute, par la presse, que nous vivons en France une grande pénurie de greffons cornéens. Le temps sera long qui nous sépare du moment de l'intervention. Six mois, un an peut-être. Mon collègue de Rennes souhaite que je vous prenne en charge. Je le fais très volontiers, mais il va vous falloir être patient. Je vous inscris sur la liste d'attente ; mes services vous convoqueront. Vous nous laisserez le numéro de téléphone où nous pourrons vous joindre. À chaque déplacement, arrangez-vous pour que nous puissions prendre contact avec vous... Vous aurez quelques jours pour préparer votre venue à Paris. Vous y resterez deux nuits. Votre surveillance après l'opération s'effectuera de concert avec votre ophtalmologiste d'Avranches. » Tout à la joie qui l'envahissait, Jean-François n'avait porté qu'une attention distraite à ces longs commentaires. Il avait saisi la main de Catherine pendant ce discours précis et technique. Le professeur avait été touché par ce jeune couple d'une trentaine d'années qui lui était apparu très lié. Catherine avait intelligemment posé quelques questions concernant la rapidité de retour de la vision, la valeur de celle-ci et les risques de la greffe.

« Est-ce qu'il existe pour la greffe de cornée un rejet comme pour les autres greffes ? Mon mari pourra-t-il reprendre son métier de micro-mécanicien ? » Le médecin avait donné des réponses assez précises pour être vraies, mais assez incomplètes pour qu'elles ne comportent pas trop de sous-entendus décourageants. Au moins avait-il transmis sa conviction que le succès était possible.

L'effet heureux de cet entretien se maintint pendant quelques semaines sur Jean-François, mais, peu à peu, l'étreinte de l'attente était revenue. Le temps lui apparaissait plus long, plus encombrant qu'avant. Tantôt c'était l'angoisse de n'être pas appelé qui le meurtrissait, tantôt c'était la crainte de l'être. Il enrageait que l'appel ne vînt pas alors qu'il le souhaitait, tout comme il s'inquiétait à d'autres moments d'être appelé tant il se sentait fragile et peu dispos.

Il essayait en vain de se rassurer, d'épuiser ses heures de solitude. Dans le temps libre qui lui était chaque jour imposé, il inscrivait des rituels, peu chargés de sens, mais qui consommaient les minutes d'un temps qu'il fallait bien vivre. Il s'imaginait des façons de vieillard. Comme eux, il avait trouvé bon d'effectuer chaque jour une longue promenade qui commençait toujours par la visite du Jardin des Plantes, comme aujourd'hui. Il avait remarqué qu'elle lui apportait détente et dérive des pensées. En l'absence de Catherine et de Florence, la vie dans l'appartement de la petite maison de la rue du Jardin des Plantes, juste à côté des Halles, en face de l'hôtel de France, lui était devenue de plus en plus souvent insupportable. Une sorte d'attente obsessionnelle le saisissait et s'imposait à lui dans un silence qui la rendait plus cruelle encore... C'était celle de l'appel du téléphone.

Chaque fois que celui-ci sonnait, Jean-François se précipitait. C'était un ami, un commerçant, un représentant de commerce. La voix de Jean-François laissait percevoir dans sa réponse l'inquiétude aiguë qui l'assaillait, puis la déception. Chaque fois il espérait un appel de l'hôpital de Paris. Encore cet espoir restait-il ambigu, tant il craignait que l'opération ne fût pas forcément favorable. Celui qui l'appelait saisissait mal combien le ton haletant de Jean-François basculait dans l'indifférence. Tant d'idées brutales s'agitaient à la fois, qui retombaient à l'instant, dès qu'il percevait que l'appel reçu ne serait ni celui de l'espoir, ni celui de ses craintes.

À son retour de Paris, après la consultation qui l'avait rassuré, Jean-François n'avait pas osé sortir de peur de manquer l'appel qu'on lui avait prédit. Catherine lui avait rappelé qu'on avait parlé de plusieurs mois d'attente. Jean-François semblait l'avoir oublié. Il attendait l'appel comme un acte magique qui ne s'inscrivait pas forcément dans la raison mais dans quelques forces mystérieuses soutenues par la puissance même de son désir et qui lui réservait un sort singulier, une sorte de faveur exceptionnelle que sa souffrance aurait bien justifiée. Cependant, rien n'était venu. Il rejoignait le lot de ceux qui, comme lui, attendaient. Catherine le retrouvait le soir en rentrant, effondré dans le fauteuil, ahuri d'attente, de désœuvrement et de déception. Elle fit installer un répondeur-enregistreur. Ainsi contribua-t-elle grandement à détendre Jean-François. Elle lui imposa aussi de sortir, ce qu'au début il refusait, tant par crainte des autres que de lui-même. Avec patience, elle lui démontra que sa tare n'était pas visible, que sa vision lui permettait de sortir sans canne blanche, ce qu'il n'aurait pas supporté. Ils firent ensemble les premières promenades.

Florence ensuite accompagna seule son père et ses sept ans joyeux l'aidèrent à reconquérir l'espace de sa ville qu'il posséda finalement seul en toute facilité. Les heures lui parurent plus courtes. Durant tout l'hiver, quel que soit le temps, il sortait chaque matin et encore au printemps, jusqu'en ce jour de mai dans la rue montante du Jardin des Plantes.

Le pas de Jean-François résonnait dans l'air sec du matin. Il en guettait l'écho sur les hauts murs qui préservaient des regards les jardins des belles demeures bourgeoises dont il savait reconnaître les effluves singuliers comme autant d'étapes de son chemin. Il les avait fixés en sa mémoire et déroulait chaque jour la succession de ces sensations olfactives avec une précision et selon un enchaînement qui le rassuraient. Il percevait à présent l'odeur d'eau savonneuse qui roulait dans le caniveau devant cette grande demeure, ancienne pension de famille autrefois dirigée par une veuve de guerre, en face du couvent Saint-Joseph ; il sourit en se rappelant que c'était mercredi, jour immuable de lessive. Au travers de ses lunettes teintées, il devina en haut de la rue la masse sombre des hautes tours de Notre-Dame, cette grande église désaffectée dont l'ombre, longue encore à cette heure matinale, s'étendait sur l'esplanade du Jardin des Plantes. Il respira l'air doux et frais. Il en éprouva du bien-être. « Au moins, se dit-il, ce beau jour m'aide un peu. » En arrivant en haut de la rue, il sentit la chaleur du soleil sur son visage et sur son cou. À l'entrée du Jardin des Plantes, il s'arrêta.

Il se réservait ainsi, en ces jours de mai, le plaisir de humer le parfum naissant des héliotropes que l'air portait jusqu'à lui et qu'il voulait saisir du plus loin qu'il pouvait, comme pour en pénétrer lentement la fragrance. Celle-ci s'évaporait autour des arbustes qui portaient leurs grappes odorantes comme autant d'encensoirs, dispensant à l'entour leur parfum fort et sucré, alors que s'épuisaient les battements grinçants et de plus en plus brefs de la porte à ressort qu'il relâchait derrière lui. Il quittait difficilement cette sensation enivrante qui confinait, l'été, pendant les jours de grande chaleur, à l'écœurement. Elle lui rendait difficile pendant quelques instants la perception des senteurs suaves ou fugaces des autres fleurs du jardin. De la reconnaissance de celles-ci il s'était fait une sorte de distraction, et la faible perception qu'il avait de leur forme et de leur couleur se trouvait compensée par un raffinement étonnant de son odorat. Catherine l'avait aidé au cours de leurs premières promenades, mais il n'avait désormais besoin de personne pour reconnaître les fleurs les moins odoriférantes, pour distinguer la blanche Aimée Vibert de la jaune Gloire de Dijon, ou pour dépister le fragile gant de Notre-Dame parmi les ancolies.

Tout en ce beau matin l'apaisait. Il choisit l'allée Paul Féval, à côté des grands cèdres du Liban. Elle lui rappelait son père qui avait souvent rêvé sous leur ombre épaisse alors qu'il était pensionnaire dans le couvent qui bordait autrefois cette allée et dont il ne restait qu'un pan de mur couvert de lierre. Pendant la guerre, il y avait été pensionnaire comme tous les collégiens d'Avranches, car le collège Littré était occupé par les Allemands. Le 7 juin 1944, le couvent avait été bombardé, plusieurs de ses camarades tués, et lui-même avait échappé à la mort parce qu'il était retourné chez ses parents dès le 6 juin après-midi. Son père lui avait si souvent raconté cet épisode de son enfance, et avec tant de détails, qu'il lui semblait l'avoir vécu lui-même. Le couvent avait été démoli après la guerre. Son père l'avait déploré car il formait avec l'esplanade qui le prolongeait, son petit cimetière de nonnes et sa vieille croix scellée dans le plomb, un ensemble romantique auquel il avait été très attaché. De ce promontoire, il avait charrié ses jeunes pensées sur les gros nuages que le vent roulait l'hiver vers les silhouettes tremblées du Mont-Saint-Michel et de Tombelaine, qu'une bruine dense noyait dans une confusion de ciel et d'horizon.

Jean-François, pour qui la guerre était si lointaine, n'avait guère compris pourquoi son père ne préférait pas le jardin moderne qui avait remplacé l'ancien. Il aimait tant à s'y reposer. Il y consacrait, en partage avec le banc situé derrière la table d'orientation, ses moments de méditation. Il s'essayait à rêver les possibles accords du ciel et de la mer, pour les transformer en autant d'abstraites images que ses yeux ne voyaient plus mais que son imagination reconstituait. Le désœuvrement de Jean-François prenait là tout son poids, écrasant. Il imaginait Catherine affairée à la mairie, au secrétariat de l'état civil. Il en avait un peu honte. Certes, il se savait incapable de toute activité. Son atteinte visuelle lui interdisait de reprendre son travail et l'attente dans laquelle il était d'un traitement le dissuadait de tout reclassement professionnel. Ses indemnités d'accidenté secouraient son épouse. D'ailleurs, rien n'avait vraiment changé dans le déroulement de leur vie, dans leurs habitudes, sinon que Catherine était devenue le pilier de la maison. Un déplacement sensible des responsabilités s'était accompli. Une autorité nouvelle était née chez Catherine. Jean-François sollicitait trop souvent son soutien. Sa tendance à se désespérer engageait Catherine à prendre des initiatives susceptibles de l'aider et de le distraire. De lui-même, Jean-François n'aspirait à rien, sinon à sa tendresse. Catherine ne pouvait sombrer dans le même cercle d'angoisse, de doute, d'incertitude qui faisait le fond de ses pensées. Elle avait dû solliciter l'intervention d'amis pour engager son mari à se déplacer, à vivre un peu loin d'elle. Il acceptait avec réticence que Catherine conduise la Clio qu'il avait choisie avec une application toute professionnelle. Quand son moteur chantait à ses oreilles, il aurait aimé le faire vrombir à sa manière, rétrograder en double débrayage comme il aimait autrefois le faire. La bosse sur l'aile avant gauche, que Catherine avait faite en la rangeant, l'avait mis dans une fureur qui avait surpris.

Catherine excusait ses variations d'humeur. Elle aussi attendait cet appel de Paris qui les délivrerait. Elle aussi, chaque jour, vivait cette petite déception. Le soir, quand elle rentrait, elle savait au silence de Jean-François que rien de nouveau n'était arrivé. Ni elle ni lui ne parlaient du téléphone. Elle savait qu'il avait consulté le répondeur automatique au retour de sa promenade. Elle ignorait que les chaussures étaient prêtes chez le cordonnier ou que sa mère avait demandé de leurs nouvelles, mais comprenait aussitôt à son air que Paris n'avait pas appelé. D'ailleurs, Catherine et Jean-François avaient peu à peu cessé de commenter leur déception. C'était devenu une manière d'exister entre eux que de ne plus aborder certains sujets pour ne pas en souffrir. Pour Catherine, cette esquive de la vérité n'avait pas bouleversé radicalement son existence. Elle savait que la situation pénible dans laquelle elle vivait aurait un terme. Le mieux était d'en souffrir le moins possible, autant qu'elle dût durer. Pour Jean-François, ce silence fut une erreur. Le dialogue qu'il entretenait avec Catherine perdit peu à peu la vérité de sa souffrance. Se faisant plus léger pour elle, il en supportait le poids plus fortement. Ses méditations, sur le banc du Jardin des Plantes, amplifiaient le fil de ses obsessions qui, quoiqu'en sourdine une grande partie du temps, ne le quittaient plus.

Il avait besoin de Catherine, il avait terriblement

besoin d'elle. Et surtout de son amour. Il lui semblait, mais peut-être n'était-ce qu'une impression, qu'elle était moins sensible à ses marques d'affection. Dans sa solitude, Jean-François estimait que plus elle cherchait à l'aider, moins elle l'aimait, comme s'il existait une sorte de balance entre le bien qu'elle lui donnait et l'amour qu'elle lui réservait. Depuis qu'il était presque aveugle, elle semblait mettre moins d'empressement à faire l'amour. Après son accident, il avait été pendant quelques semaines totalement incapable de désir. L'épreuve avait été trop dure, trop soudaine pour que son corps et son esprit en fussent capables. Une fois rassuré sur son avenir, il lui avait été possible de désirer à nouveau Catherine. Elle-même avait vécu comme un deuil l'accident de Jean-François. Tout élan l'avait quittée devant ce corps meurtri et malheureux. Elle fut sensible aux promesses des ophtalmologistes au même moment que Jean-François et c'est ensemble qu'ils retrouvèrent le goût de s'aimer. Ils le célébrèrent tous deux avec joie.

Ils l'avaient découvert pour la première fois à Jullouville, l'été, pendant leurs vacances. Ils se connaissaient mais ne s'étaient guère parlé jusqu'alors.

Catherine avait rencontré deux ans plus tôt un homme beaucoup plus âgé qu'elle et en avait été très amoureuse. C'est à lui qu'elle s'était donnée pour la première fois. Elle avait vécu avec lui pendant un an un dangereux mais inoubliable bonheur. Et puis le départ pour Lyon de cet amant marié avait provoqué une rupture que ni l'un ni l'autre ne souhaitaient. Elle s'était imposée à leurs dépens, auréolée d'une sorte de fatalité qui traduisait sans doute, plus ou moins consciemment, le fait qu'ils pensaient leur amour impossible. Mais la certitude qu'ils s'aimaient toujours lui avait permis de vivre le présent avec les souvenirs qu'elle ressassait. Elle gardait en elle comme l'évocation d'un roman sublime qui aurait été vécu par une autre qu'elle-même mais qu'elle savait pourtant sien. Il en résultait dans son comportement cette apparence de maturité qui contrastait avec sa grande jeunesse et cette distance dans son regard porté sur la vie que les autres sentaient comme une de ses particularités attachantes.

Jean-François était apparu au bon moment. Elle avait immédiatement compris qu'il était séduit. Elle l'était un peu par ce grand garçon sportif au teint de pain brûlé qu'ont les blonds à la plage. Il était vif, il s'exprimait avec enthousiasme, il était entreprenant. Elle le soupçonnait d'avoir collectionné les aventures et d'avoir été peu amoureux, ce qui était vrai. Mais l'attention qu'il lui portait la toucha en troublant la condition particulière dans laquelle elle vivait depuis que son amant l'avait laissée seule. Elle apprécia sa délicatesse et les craintes qu'il avait de tout faux pas qui eût pu l'éloigner d'elle.

Ce ne fut qu'aux îles Chausey que Catherine céda. Les vacances se terminaient. Il lui avait proposé d'aller visiter ces petites îles normandes qu'ils voyaient de la côte lorsqu'ils se promenaient. Déjà septembre s'annonçait au travers des derniers jours d'août. La lumière semblait tamisée tout au long de jours plus courts. Aussitôt débarqués, ils avaient quitté le port et s'étaient promenés sur l'îlot principal, presque désert. Une étrange indécision régnait dans les couleurs et les lignes de la mer et du ciel. Une brume immobile les soudait étrangement ; l'air était lourd et sourd... À peine entendaient-ils leurs pas. Une mystérieuse tristesse conférait à ce pâle zénith une dimension inquiétante, pénétrant les prairies rousses jusqu'aux rochers déchirés qui semblaient figer la mer dans une éclatante immobilité. Ils résistaient au sentiment de peur qui s'insinuait en eux et auquel ils ne voulaient céder tant il leur paraissait infondé, irréel. Jean-François prit la main de Catherine. Ils se rassuraient ainsi face à cet infini sur lequel leurs yeux ne fixaient rien. Un même sentiment s'imposait à eux en même temps, né de la perception vague et angoissante d'une étrange atmosphère dans laquelle ils s'aventuraient et qu'ils ne s'expliquaient pas. Ce monde implacablement figé s'anima enfin. Un ordre magique agita soudain la mer d'un faible clapotis et lança dans l'air suspendu le cri d'une mouette. Ils saisirent ce frémissement de vie comme le dénouement de l'insolite spectacle que la nature leur avait offert à leur insu. Ils s'embrassèrent longuement, d'un baiser sans réserve qui portait en lui toutes les promesses de l'amour. En cet instant ils surent que ce qu'ils avaient jusqu'alors supposé qu'ils étaient, par la sensualité qui sourdait de leur visage, de leur corps, de leur allure, ils le devenaient vraiment, au-delà même de ce qu'ils avaient pu imaginer. Ils restèrent ainsi enlacés face à la mer et ne relâchèrent que lentement leur étreinte. Ils se prirent par la main, s'engagèrent sur le chemin du retour. C'est Catherine qui rompit le silence.

« Regarde : le ciel s'est éclairci, la mer est à nouveau gaie ! Comme c'était étrange, tout à l'heure !... As-tu eu peur ?

– Oui, presque. Le plus étonnant, c'était cette lumière que le soleil au travers de la brume répandait sur l'eau ! Et ce silence !

– Tellement irréel et féerique à la fois ! Tiens, ce sont peut-être les fées de cette île qui nous ont fait peur pour que tu te décides à me prendre dans tes bras ? »

Jean-François éclata de rire. Il ajouta vivement : « Si c'est cela, je leur dois beaucoup, je les remercie... Elles m'ont aidé à te dire que je t'aime. J'avais tant envie de te le dire. Je ne savais pas comment. Sais-tu... Je t'aime vraiment... Je voudrais vivre avec toi, t'épouser... »

Catherine ne répondit pas. Jean-François saisit comme une vague absence, une sorte de gravité sur son visage. Il ajouta : « Je voudrais tellement que tu m'aimes comme je t'aime. »

Ils retrouvèrent le sentier qui les ramena vers l'embarcadère. L'avenir qu'ils s'étaient soudain offert occupait toutes leurs pensées. Le soleil avait troué la brume. Ils marchaient l'un derrière l'autre en silence. Jean-François la précédait. Soudain, il se retourna :

« Alors, tu m'épouseras ? »

Le sourire de Catherine le rassura.

« Bien sûr, dit-elle, je commence à le croire. »

Plus tard, repensant à l'excursion aux îles Chausey, ils se souviendraient de leur premier baiser et de l'amour qu'ils firent à leur retour à Jullouville.

Toute la journée n'avait été qu'une longue impatience. Jean-François vibrait d'une joie éclatante telle qu'il n'en avait jamais connue. Il désirait Catherine. Tout en elle était prétexte à l'embraser : son regard ébloui de lumière entre ses paupières à demi closes, l'éclat verdâtre de ses iris qu'il devinait cernant le mystère de ses pupilles. Qu'y avait-il derrière elles ? Quels sentiments pouvait-il y lire ? Catherine était une énigme et il oscillait, tremblant comme l'aiguille d'une boussole, entre l'inquiétude et la sérénité. Il aimait le dessin de son nez droit, ses narines en petites fentes, sa bouche amarrée sur ses fossettes, tantôt grave, tantôt indéchiffrable, sur laquelle s'envolait soudain un sourire tendre. Il aimait son cou, ses graciles épaules. Il rêvait son corps qu'il allait bientôt découvrir. Il lui prenait constamment la main, en caressait le dos. Cela agaçait Catherine. Peut-être l'irritait-il ? Il ne savait pas qu'un autre que lui avait cette manie. En vérité, depuis leur baiser, Catherine n'avait cessé de penser à cet autre. Il ne quittait pas son esprit. Elle se savait engagée dans une sorte de rupture, non pas physique avec le seul amant qu'elle ait eu puisque celle-ci était consommée depuis longtemps, pour toujours, mais avec des souvenirs qui ne vivraient plus seuls en sa mémoire et qui devraient faire une place à la vie dans laquelle elle s'engageait à présent. Elle savait qu'elle allait faire l'amour pour la première fois avec un autre homme, elle qui n'avait jamais connu que son unique amant. Elle éprouvait du désir pour Jean-François, mais était-elle capable d'en accomplir toutes les promesses ? Catherine avait conscience d'avoir eu un amant magnifique. Il lui avait témoigné autant d'attention qu'elle avait démontré d'application à recevoir ses libertines leçons. Par le goût qu'ils avaient l'un de l'autre, cet amour lui paraissait unique. Catherine avait tout à craindre de cette nouvelle aventure. Elle supposait que Jean-François n'avait pas la maturité de l'autre. Il attendrait moins d'elle. Elle prit ses précautions et lui dit pendant le trajet du retour :

« Je voudrais, Jean-François, que nous ne nous fassions jamais de mal. J'aimerais que tu me pardonnes, si tu sens en moi certaines réticences, certaines difficultés à vivre les choses. J'aimerais que tu comptes avec le temps.... »

Jean-François, quoique étonné de cette précaution, avait acquiescé sans comprendre vraiment le sens des paroles de Catherine. Il mit cela sur le compte de la crainte, en quoi il n'avait pas tort, mais il ignorait de quelle crainte il s'agissait. Leur nuit d'amour fut belle.

Catherine était plus douée que Jean-François et au milieu de ses retenues, elle lui avait offert ce qu'il n'avait jamais connu. Il en fut subjugué. Elle l'avait sensuellement asservi au point qu'il crut n'avoir jamais connu l'amour avant de la connaître. Ils gardèrent depuis ce jour le goût exquis de s'aimer. La grossesse de Catherine n'interrompit qu'à peine cette entente. Jean-François aimait à se rappeler ces beaux souvenirs.

Tout était simple alors. Tant de questions l'obsédaient à présent sur le comportement de Catherine : ainsi les réticences qu'elle avait à son égard. Certes, il s'en voulait de la désirer tant, mais son désœuvrement, cette sorte de repos imposé à son corps s'accordait bien avec ce besoin de tendresse dont il l'accablait. Depuis qu'il attendait la greffe qu'on lui avait promise, sa vie avait pourtant repris un cours plus calme. Chaque jour était très long, mais il attendait avec impatience, le soir, le retour de Catherine et de Florence. Il se blottissait entre elles deux sur le canapé quand elles regardaient la télévision. Lui ne la voyait qu'à peine. Il écoutait, il se faisait expliquer le sens du spectacle. Surtout il aimait, une fois Florence couchée, poser sa tête sur les genoux de Catherine et engager les caresses qui préluderaient aux gestes de l'amour. Il ne doutait pas de la sensualité de Catherine, toujours exquise, jamais démentie ; il doutait de sa sincérité à la livrer. Un soir, il lui en fit le reproche. Elle lui répondit assez sèchement qu'il était plus facile d'être ardent en ne faisant rien qu'en travaillant. Sa réponse avait été malheureuse. Elle tenta d'en rattraper le sens.

« Comprends-moi, mon chéri, je n'ai pas voulu te blesser, mais je suis fatiguée. Admets que les conditions dans lesquelles nous vivons sont assez anormales. »

Certes, il le savait. Il ajouta « dramatiques ». Elle le consola, elle l'embrassa. Elle céda à son désir. Toutefois cet incident, parmi d'autres, avait conforté Jean-François dans l'idée que Catherine l'aimait moins. Il ignorait qu'elle souffrait de ce besoin d'amour accru comme d'une nouvelle marque de dépendance. En outre Jean-François ne comprenait peut-être pas que tous les gestes de l'amour qu'ils avaient autrefois convenu de vivre tous deux se rassemblaient dans un tout magique, en une savante jubilation que la moindre contrariété ébranlait et dévalorisait. Catherine vivait avec une terrible acuité les nuances qui entraient dans leur parade d'amour. Ainsi eût-elle aimé toujours saisir dans les yeux de Jean-François, lorsqu'il était couché sur elle, les éclats furtifs de son plaisir comme autant d'ajouts à son bonheur. Elle souffrait que le lien que tissaient ainsi leurs yeux et qui reliait leurs pensées complices ait été rompu par l'accident. Elle s'efforçait de combler ces petites déceptions, toutes relatives dans leurs échanges, mais qui comptaient pour elle. L'intervention d'une préméditation dans l'amour altérait sensiblement le goût instinctif qu'elle avait pour lui. Elle sentait aussi chez Jean-François d'autres efforts. Il suppléait lui-même au handicap visuel qui altérait sa perception de son épouse. Son imaginaire avait pris le pas sur le réel qu'il ne pouvait saisir. Eux qu'aucune distance ne séparait se retrouvèrent ainsi séparés dans l'amour. À la quête insistante de Jean-François, Catherine s'efforçait de répondre, mais elle n'en avait pas toujours le goût. Récemment, elle avait retiré la main que Jean-François avait amoureusement placée entre ses genoux. Le temps qui la séparait de leur dernière union lui avait paru insupportablement trop court. Elle n'avait pu masquer des mouvements d'impatience, avait saisi la main de Jean-François et l'avait replacée à côté d'elle. « Je t'en supplie, Jean-François, laisse-moi, pas ce soir. » Il s'était réfugié dans un mutisme qui ne l'avait pas quitté de la soirée, ne lui avait pas dit bonsoir, n'avait pas dormi de la nuit. Il avait ressenti cet incident comme un refus de sa personne, de sa condition ; il avait ruminé le drame que son accident provoquait et détestait sa déchéance, son inaction, son inutilité. Il ne parvenait pas à comprendre qu'eux deux, par ce drame, se retrouvaient dans des rôles différents et qu'il était risqué d'entrer dans le cercle de la pitié dangereuse. Il n'avait jamais lu Stephan Zweig. Peut-être cela valait-il mieux. Des idées folles couraient depuis cet incident dans la tête de Jean-François. Elles partaient d'une certitude : Catherine ne se comportait plus avec lui comme avant. S'il avait été plus subtil, il aurait sans doute cerné les facteurs qui avaient provoqué la lente dérive de leurs rapports. S'ils avaient parlé davantage — mais eussent-ils pu s'exprimer de façon suffisamment claire pour se comprendre ? – peut-être cette lente altération de l'après-amour qui ne les rassérénait plus eût-elle été acceptée comme un sacrifice passager ? Mais Jean-François misait trop sur ce qu'il ressentait comme sa déchéance. Il se mettait trop en scène, incapable qu'il était de comprendre vraiment son épouse, d'imaginer d'autres raisons à ce désamour. Chaque jour, autour de ce thème, il ratiocinait sur les bancs du Jardin des Plantes.

Jusqu'à ce jour de mai, il avait construit beaucoup d'hypothèses autour de son désespoir. Parfois d'assez justes, mais aussi parfois de rocambolesques. Une sorte d'intoxication s'était associée à l'impossibilité de comprendre l'exacte nuance qui l'unissait à Catherine. Jean-François n'avait pas les moyens d'accéder aux mécanismes délicats de la pensée de celle-ci. La sagesse eût été d'exiger moins, de souffrir les faits tels qu'ils étaient et d'adapter son comportement à l'apparente volonté de son épouse. Celle-ci était entrée dans un nouveau rôle que, de toute sa volonté, elle souhaitait très provisoire. Elle savait pourtant que la délicate mécanique des âmes se meurtrit aisément et se répare mal.

Aussi, au fil des jours, le caractère de Jean-François avait-il changé. Une longue période de mutisme avait gêné ses rapports avec Catherine et même avec sa fille. La volonté de se dévaloriser, de nier toute espérance, prit peu à peu l'aspect d'un état dépressif chronique.

Il parla de se suicider. Son médecin consulté, elle fut rassurée. Jean-François n'était pas suicidaire. Il avait longuement exprimé ses doutes au médecin de la famille, le docteur Morel. Tout ce qu'il avait dit sur l'attitude de Catherine à son égard était apparu au médecin comme le garant d'un amour, d'un dévouement véritable à son endroit. Le docteur Morel lui avait conseillé d'être compréhensif, moins exigeant ; il se calma. On aurait cru la crise éteinte à voir Jean-François retrouver une certaine tranquillité. Il simula, plus qu'il ne le vécut, un apparent bonheur. Son esprit seul contrôlait désormais ses émotions indépendamment du monde qui l'entourait.

C'est en mars qu'intervint l'incident qui eut sur lui des conséquences funestes. Un journaliste, à la télévision, avait évoqué une affaire de greffe de cornée. Des prélèvements auraient été faits dans les règles légales, mais dans des conditions choquantes pour la famille du défunt. Toute la presse télévisée et écrite s'était emparée de la question. Le ministère de la Santé avait dû réagir. Les propos du ministre, pourtant soucieux de l'intérêt public, avaient été interprétés si strictement que les conditions de prélèvement des cornées paraissaient presque irréalisables... Un grand débat éthique s'était ouvert... Bref, la machine s'était bloquée. Aucune cornée n'était plus prélevée. Des appels furent lancés par les médecins ophtalmologistes pour revenir au bon sens, débarrasser ce thème majeur et classique des greffes de cornée des suspicions illégitimes, des accusations de « vol de regard », de « vol de cadavre », de « trafic d'organe » qui resurgissaient épisodiquement. Ces ophtalmologistes-là savaient que l'immense majorité d'entre eux n'étaient soucieux que de l'intérêt de leurs malades dont la plupart étaient traités dans les hôpitaux publics. Leur appel avait été vain et tout avait porté à croire que la pénurie des greffons s'était aggravée et le serait encore pendant plusieurs mois. Jean-François, tout comme les quelques centaines de patients en attente, avait été bouleversé par ces nouvelles. Il se faisait lire par Catherine les comptes-rendus de presse, les interviews sur le sujet. Il écoutait avec une acuité douloureuse les émissions de radio ou de télévision qui en parlaient. Il avait souhaité adhérer à une association de malvoyants en attente de greffe de cornée. Il n'avait pas su où s'adresser. Par la main de Catherine, il avait écrit au ministre pour protester contre cette dose de malheur que les maladresses accumulées à tous les niveaux d'une réglementation lui imposaient comme à tant d'autres patients. Il s'étonnait que la Banque française des yeux et ses succursales régionales n'aient que soixante-dix mille donneurs volontaires alors qu'il en aurait fallu plusieurs millions. Dans sa souffrance, il maudissait le manque de générosité de ses compatriotes. Il avait appris que des pays amis et voisins avaient su résoudre les problèmes et il enviait la sérénité avec laquelle les citoyens de ces pays acceptaient le don de leurs cornées après la mort.

Cette révolte passée, Jean-François se retrouva face au temps, face à l'avenir. Il n'avait jamais osé fixer une date à l'intervention prévue. Mais les nouvelles désastreuses qui l'avaient terrassé étaient survenues à un moment où il espérait qu'un appel de Paris devenait possible. Dix mois s'étaient écoulés depuis l'accident. Tout avait été remis en question et nul ne savait combien de temps cela durerait. Il avait été difficile à Jean-François de reprendre la mesure du temps. Il s'épuisait chaque jour davantage dans l'art de le vivre. De son côté, Catherine avait subi le choc de ce contre-temps. Il faudrait tenir encore. Ses rapports avec Jean-François s'étaient à nouveau tendus. Parmi les nouveaux thèmes qui le hantaient, la beauté de sa femme avait pris une place inattendue. Il la ressassait, en revivait avec plaisir la découverte. Jullouville, Chausey, Avranches étaient ses cartes postales sur lesquelles la silhouette aguichante de son épouse survivait et l'enflammait. Il l'interrogeait désormais sur cet effet auquel il était soumis et qu'il supposait qu'étaient sensibles les autres, ceux qu'elle fréquentait à la mairie, dans la rue. Il s'imaginait tous les commerçants, les employés, les étudiants d'Avranches comme autant de mâles séduits par sa femme. Catherine avait plaisanté au début lorsqu'il l'avait taquinée, puis cela l'avait gênée. Jean-François un jour avait pris pour cible son chef de service à la mairie, Cyrille Armand. Il le savait beau garçon, épris des femmes. Il demanda à Catherine s'il lui avait fait des propositions.

« Bien sûr, répondit-elle, tu ne t'imagines pas que ce coureur de jupons m'a ignorée ? Ce n'est guère difficile pour lui, son bureau est juste à côté du mien. » Une onde froide le parcourut de la nuque aux pieds. Tout s'expliquait ! La distance de Catherine, le refus de ses caresses, sa froideur. « Putain », lui cria-t-il au visage. Il esquissa un geste du bras ; elle crut qu'il allait la frapper. « Qu'est-ce qui te prend, hurla-t-elle, tu es fou ou quoi ? Tu sais bien que je déteste ce Cyrille Armand, parfumé et sûr de lui. Ne me pose plus de question pareille. » Jean-François se tut. Un long silence s'appesantit sur eux qu'il rompit pour s'excuser.

Ce fut une brèche terrible dans leur couple. Ainsi Jean-François était-il jaloux, jaloux sans raison. Ce qu'il avait exprimé au sujet de cet Armand n'était que l'un des aspects de la jalousie qu'il entretenait à l'égard de sa femme, de sa beauté, de son courage, de sa dignité, de la domination qu'elle exerçait sur lui, de sa perception des choses, à laquelle il n'atteignait pas. Un soir, c'est lui qui ne put lui faire l'amour. Il s'arrêta au milieu de son entreprise, vaincu par lui-même. Il se retira, minable et en pleurs. Catherine fut émue de cette situation. « Ce n'est rien, dit-elle. Tu verras, tout s'arrangera. Notre vie est devenue si spéciale... Mais bientôt on t'appellera et tu guériras. »

Ils vécurent sur un autre rythme. Jean-François s'était rangé sous l'aile de son épouse, il essayait de ne plus avoir d'initiative. C'est Catherine qui le prenait dans ses bras avec une tendresse volontairement offerte. Elle abandonnait elle aussi ses exigences d'absolu ou ses réticences. Leur vie, leur amour étaient un compromis, le plus petit dénominateur commun du bonheur possible. Jean-François en était apaisé. Le cours de ses pensées était moins grave, il osait prévoir l'avenir, il était allé voir à plusieurs reprises son employeur, ses camarades d'atelier, et il avait entrevu avec eux ce que serait son travail futur. C'était une bonne équipe et le patron avait mis au point pour lui plusieurs niveaux d'activité, selon l'acuité visuelle qu'il regagnerait. Sans doute l'avenir dont ils parlaient ensemble restait-il en grande partie imprévisible, mais il était bon pour Jean-François qu'on ait ainsi prévu son retour. Il avait décidé de considérer que son attente aurait un terme, et chaque jour, il se disait : « Un de moins. » Il s'était libéré de cette fixation au temps qui le paralysait pour renouer avec des amis. Il avait rendez-vous chaque samedi avec les joueurs de son ancien club de football. Il suivait assez bien le déroulement des matchs. On lui demandait conseil. Ses amis commentaient les épreuves sportives des grandes rencontres internationales qu'il suivait en leur compagnie à la télévision. Ils l'avaient convaincu qu'il était possible qu'il reprenne avec eux ses séances de jogging. Ils l'encadraient et il avait rapidement retrouvé ses capacités d'endurance et le plaisir que lui procurait la fatigue qu'il en tirait. Il était tombé une fois, mais parce qu'il ne connaissait pas le terrain. Cela avait été sans conséquence.

Ses nouvelles activités n'avaient jamais modifié le rythme de ses visites au Jardin des Plantes. Il les aimait tant. Elles étaient inscrites comme un repère. Il avait toujours pensé qu'avant le plein été son opération les aurait interrompues. Il s'était fait à lui-même le pari qu'il serait greffé avant la pleine saison des marguerites. Il ne savait trop pourquoi, mais il se souvenait qu'elles étaient en fleur l'année dernière et qu'il les avait admirées la veille de son accident. Ce serait un comble s'il n'était pas opéré avant leur retour !

Il entendit, à peine distincte, l'horloge de la mairie sonner la demi-heure de midi. Catherine l'attendait chaque jour à une heure moins le quart. Il aimait la rejoindre car elle lui racontait les événements de sa matinée, les petites nouvelles de la ville que colportaient ses visiteurs au bureau de l'état civil. Ils étaient peu nombreux mais ce n'était jamais les mêmes. Ainsi tous les quartiers ou les faubourgs étaient-ils représentés. Catherine savait tout de ce qui s'y passait, qui naissait, qui mourait. Elle commentait ainsi la fin de certaines familles qui avaient habité Avranches depuis des siècles et qui disparaissaient. Les immigrés, peu nombreux mais inexistants autrefois, donnaient à cette ville tranquille une teinte d'exotisme qui surprenait encore. Jean-François, en la retrouvant, évoqua le Jardin des Plantes et lui parla des marguerites.

« Sais-tu, lui dit-il, que j'ai pensé ce matin que je serai opéré avant le retour des marguerites !

– J'espère que tu dis vrai, répliqua Catherine, mais ne te fais pas trop d'illusions, après ce qui s'est passé, tu risquerais d'être déçu. Tu sais ce qu'il en coûte. »

Jean-François lui donna raison et il ajouta :

« Bah ! C'est une petite idée qui me fait vivre. Elle trotte dans ma tête depuis quelques jours. Ça me rassure d'y croire. »

L'après-midi, il irait à Saint-Pair voir son patron qui avait besoin de renseignements concernant son arrêt de travail.

Il faisait beau. Aussi descendit-il à pied le chemin raide jusqu'à la gare. C'était une belle promenade, qu'il avait déjà faite seul et sans difficulté. Il ne ressentait aucune appréhension, se sentait plus confiant en lui-même. Il donna les renseignements à son patron, profita de sa visite pour revoir avec plaisir ses compagnons de travail. « À bientôt », lui dirent-ils à son départ. « Peut-être », répondit-il. Les marguerites s'agitèrent dans sa tête, mais il n'en dit rien à ses amis. La remontée vers Avranches avait été plus pénible. Il faisait chaud. Il s'était senti comme cerné, et paradoxalement presque ébloui par le vert dense des haies et des herbages qui couvraient les contreforts des murailles de la vieille cité. Les arbres fruitiers des vergers étaient en fleurs. Il les imagina tels qu'ils étaient, précisément inscrits dans ses pensées depuis sa jeunesse. Il les revit particulièrement beaux, dans la vallée toute proche du cimetière alors qu'il assistait en un superbe jour de mai à l'enterrement de sa tante. Cette image-là de la Normandie en fleurs lui avait été douce, si douce qu'il avait songé qu'un enterrement pouvait être beau. Il eût aimé que l'image présente qu'il savait là, et qu'il percevait si difficilement, dissipât aujourd'hui, comme elle l'avait fait alors, une tristesse qu'il éprouvait si constamment à présent. Il rentra chez lui.

Ce n'est qu'après s'être désaltéré d'un jus d'orange qu'il interrogea le répondeur. Il frémit en entendant son nom. On demandait à Jean-François Le Herissé d'appeler Paris sans délai. Le message était dicté deux fois. Suivait un numéro de téléphone. Il raccrocha, se sentit défaillir, pensa à Catherine. Il était évident qu'on l'appelait pour la greffe. Il hésitait entre l'allégresse et l'inquiétude. Mieux valait que Catherine s'occupât de tout. Il se sentait incapable de noter le numéro de téléphone, de le composer, de prendre lui-même les dispositions qui le concernaient. Oui, Catherine ferait cela mieux que lui. Il décida d'aller la chercher à la mairie. L'émotion le submergeait. Il n'avait rien vécu de tel depuis son accident. Une porte s'ouvrait dans l'avenir qui pouvait clore la parenthèse de son malheur. Certes, il y avait des difficultés dans ce qui se préparait, mais aussi une promesse de bonheur. Son drame allait finir. Encore fallait-il que l'intervention réussisse.

C'est machinalement qu'il atteignit la mairie. Toutes ses pensées se télescopaient dans sa tête. Catherine vit sa silhouette hésitante dans l'encadrement de la porte. Elle soupçonna une situation inhabituelle, elle l'interpella :

« Jean-François, je suis là, qu'y a-t-il ?

— Ils ont appelé de Paris, il faut que tu m'aides. »

Tous comprirent ce dont il s'agissait. Cyrille Armand s'empressa de libérer Catherine. Ils regagnèrent rapidement leur logis. Elle interrogea le répondeur. Elle appela Paris. La responsable des greffes était à l'écoute. Elle confirmait qu'un prélèvement avait été fait, que la cornée serait prête dans une semaine. Jean-François était convoqué le mercredi suivant. Sauf contrordre, il devait entrer à l'hôpital avant onze heures. Il serait opéré le jeudi matin, il repartirait le samedi matin. Les problèmes administratifs avaient été envisagés. Catherine ferait le nécessaire. Quand elle raccrocha le combiné du téléphone, elle regarda son mari. Son air était étrange. La surprise le terrassait. Il était au pied du mur, son destin était à nouveau engagé alors que tant de jours avaient semblé s'en désintéresser. Catherine, muette en face de lui, agitait les mêmes pensées. C'est elle qui rompit le silence.

« Eh bien voilà, tout est réglé. Tu as entendu ce qu'on m'a dit ! »

Elle précisa à Jean-François ce qu'il n'avait saisi qu'à moitié :

« C'est à eux de jouer maintenant.

— J'ai confiance », dit-il.

Sans qu'il en fît part à Catherine, il lui semblait

étrange que quelqu'un soit mort en quelque sorte presque pour lui, mais il chassa rapidement cette idée qu'il supportait mal. Égoïstement, il ne pensa qu'au greffon et aux assurances que les médecins lui avaient données.

Le temps changea après cette annonce. Jean-François le compta différemment. Il était habillé d'angoisse. Une vilaine petite torture naissait avec son réveil et lui mordait le ventre plusieurs fois par jour. Il l'évacuait en s'animant, en marchant, en parlant, mais elle ne le quittait jamais tout à fait. L'angoisse s'atténua lorsque Catherine lui annonça qu'elle l'accompagnerait à Paris.

Chapitre 3

Le même jour

Éric s'était levé rapidement. Il avait avancé son réveil pour arriver suffisamment tôt à l'hôpital et mener à bien le programme de travail qui avait été fixé la veille. Par expérience, il savait que la fonction d'interne comporte un ensemble de tâches répétitives, visite en salle, sorties des malades, rédaction des ordonnances, aides opératoires, dont on pouvait à l'avance évaluer la durée, mais aussi d'actions aléatoires que l'urgence ou le patron imposent. Or ce jour qui commençait était bien particulier. Il inaugurait quatre jours de vacances. Par simple amitié, ces collègues lui avaient permis de les obtenir en assurant ses tâches. Ils l'auraient aidé davantage encore s'ils avaient su les raisons de ce repos : Éric partait pour la première fois avec une jeune femme, rencontrée trois mois auparavant. Pour être libre à midi trente, il avait précipité sa toilette.

Il était heureux et ému à la fois ; une impatiente inquiétude troublait ses moindres gestes. L'image de Sylvie occupait entièrement son esprit. Elle avait vraiment changé sa vie. Pour la première fois, il ne s'était pas lassé des charmes qui l'avaient attiré et demeuraient aussi vifs. Sylvie n'était pas à proprement parler une jeune femme facile. Elle avait de l'allure, elle lui en imposait, mais il la savait sensible à ce qu'il représentait. Il existait ainsi une sorte d'égalité entre leurs personnalités dont la conquête mutuelle reposait sur la découverte en chacune d'elles de valeurs qu'ils aimaient surprendre, analyser, et qu'ils considéraient chacun comme susceptibles de les lier toujours davantage. Quelques semaines après leur rencontre, ils étaient devenus amants. Depuis, ils se donnaient rendez-vous chaque semaine, le samedi, dans le studio d'Éric, et leur amour s'était accommodé de cette union hebdomadaire qui naissait dans la fougue de leur désir, plus intense peut-être chez Éric que chez Sylvie, et se terminait dans la langueur du soir qui annonçait leur séparation.

C'est Sylvie qui avait désiré qu'ils vivent quelques jours ensemble. Éric en avait été joyeux, tout en éprouvant un peu d'inquiétude. En vérité, elle lui était apparue comme une maîtresse idéale, et il était heureux ainsi. Physiquement, elle le troublait. Il aimait sa longue silhouette, son allure de mannequin, son visage altier aux yeux ardents et ses longs cheveux presque noirs. Il aimait aussi le couple qu'ils formaient. Lui-même était grand et tous deux inspiraient dans la rue une sorte d'envie chez ceux qu'ils rencontraient ; ils le devinaient et cette complicité les rapprochait. Éric aimait aussi cette petite distance, frôlant le détachement, qu'en jeune femme moderne Sylvie cultivait, et qu'il aimait réduire. Elle donnait peu à Éric le sentiment qu'elle l'admirait, mais elle était intéressée par lui, par sa vocation médicale, par son rôle d'interne. Les récits qu'il lui en faisait la portaient vers lui. L'apparente distance de leurs occupations — elle était styliste dans un grand magasin —, les rapprochait. Ils étaient curieux l'un de l'autre, se savaient habitants de mondes différents, totalement différents, mais dont ils aimaient pénétrer l'univers. Sylvie avait emmené un jour Éric dans une collection. Elle lui avait semblé toute autre. S'il l'avait aimée dans son rôle, si elle lui était apparue indépendante et mystérieuse, elle ne lui avait pas caché qu'elle était séduite par sa tenue de médecin. La blouse blanche échancrée sur le haut de son torse bronzé, le pyjama vert, les bottes en papier, lui conféraient quand il sortait de la salle d'opération une apparence à la fois forte, sereine et singulière, celle d'un rôle qui lui restait pour l'essentiel inaccessible. Ils avaient ainsi appris à se connaître par les occasions qu'ils s'offraient de se confronter à la vie l'un de l'autre, par les choix qu'ils faisaient des spectacles qu'ils voyaient. Mais ils n'avaient jamais vécu ensemble. Sylvie savait que la véritable épreuve d'un couple repose sur l'aptitude qu'ont les partenaires à vivre constamment côte à côte. Les concessions sont faciles chez deux amants pleins du désir de vivre deux heures d'un fol amour ; elles deviennent plus rares chez des amants repus. Pour avoir vécu dans ce domaine de grandes déceptions, Sylvie s'était imposé comme un défi, alors qu'elle sentait naître en elle un réel intérêt pour Éric, cette tentative de vie en commun pendant quelques jours. Elle en savait les risques ; elle croyait toutefois avoir discerné chez son amant une attention, un respect à son égard qui devaient être de bon augure. Éric avait été surpris par cette proposition et s'avouait que l'idée ne lui en était pas même venue...

À vrai dire, sa vie jusqu'alors avec Sylvie lui convenait pleinement. Son empressement pour la recevoir dans son studio, rue de Verneuil, lui avait semblé une contribution louable à leur amour. Ils avaient forgé d'adorables souvenirs dans un lieu qui s'y prêtait admirablement : tout y était charmant, le toit mansardé, les vieilles poutres, les courtes fenêtres, le confort cossu, son bon ton, tous ces éléments susceptibles de porter au plus haut degré l'atmosphère subtile d'un asile romantique pour des amoureux exigeants. Tous deux considéraient la garçonnière d'Éric comme idéale. Sylvie s'était plu chez lui, mais le temps n'y était pas perçu de la même façon par chacun d'eux. Elle aurait souhaité qu'il conférât à chaque fois un sens nouveau à leur amour. Éric, quant à lui, n'avait pas songé à changer leurs habitudes. Il était heureux de la répétition de leurs rencontres, de leurs gestes, de leur façon de s'aimer.

Sans doute n'avait-il pas remarqué que Sylvie n'était jamais tout à fait la même. Elle haïssait l'ennui, ce qui voulait dire aussi la répétition, et commençait à en trouver quelques traces dans leurs rencontres. Aussi avait-elle souhaité qu'ils acquièrent ailleurs, hors de ce studio doré, d'autres façons de vivre ensemble, de cultiver le temps qui passe, de se dérober à l'ennui insidieux des jours, car l'habitude désenchantait les heures qu'elle vivait. Sa sensibilité particulière aux atmosphères lui faisait percevoir en elles, sans qu'elle en saisisse vraiment les causes, une vague raison d'angoisse qui pouvait s'installer en un coin de son âme et ternir ses jours. Une prédilection douloureuse à l'inaction en résultait. À vrai dire, elle y était moins sujette depuis qu'elle connaissait Éric, et « sa petite détresse » la surprenait moins souvent. Elle redoutait pourtant son retour. Éric était un optimiste, du moins le semblait-il, et il l'aidait par une impression d'équilibre à laquelle elle était très sensible. Elle était heureuse qu'il ait accepté de vivre avec elle ce voyage qu'elle avait voulu.

L'inquiétude qu'éprouvait Éric en ce jour de départ n'était pas vraiment formulée, elle l'assaillait par petites bouffées. Comme tout homme jeune, il n'atteignait pas à une subtilité d'analyse assez profonde pour comprendre le sens véritable des intentions de Sylvie.

Sa réponse était globale, assez grossière. Sylvie avait l'intention de resserrer leurs liens et de mettre à l'épreuve leur capacité à vivre en commun. Il n'était pas totalement rebelle à cette idée, au contraire, mais se méfiait de son propre jugement, du peu de défense qu'il avait lorsqu'il se trouvait réellement engagé avec une femme.

Jusqu'à présent en ce domaine, il avait été lâche. Chaque fois qu'il avait cru saisir une entreprise visant à le circonvenir, il avait fui abruptement. Rien n'avait eu de prise sur lui, ni les pleurs, ni les lettres, ni les appels téléphoniques. Il n'avait jamais aimé vraiment. Il n'avait pas souffert, avait été d'une prudence extrême, ne s'était jamais engagé dans une liaison suivie, à des rendez-vous réguliers, à des répétitions insistantes. Avec Sylvie, le lien hebdomadaire avait été une première. Cette régularité de leurs rapports constituait déjà à ses yeux une sorte d'engagement... une preuve d'intérêt. Il est vrai qu'il avait été amoureux de Sylvie dès leur première rencontre. Il avait immédiatement éprouvé un penchant chaleureux pour elle, s'en était ému, avait voulu la revoir. Sans se l'avouer, il avait toujours été épris et l'était à présent davantage encore. Toutefois, la croissance de son amour s'assortissait d'une sorte de crainte. Sylvie l'intimidait. Il sentait en elle un tel désir de réussir les choses qu'elle entreprenait, une telle adhésion à ses gestes, à ses actions qu'il la soupçonnait d'attendre beaucoup, peut-être trop, de lui. Cette pensée le préoccupait tandis qu'il se préparait.

À peine porta-t-il un regard sur le ciel bleu qu'il entrevit dans le cadre de la fenêtre ouverte. Tant de questions le harcelaient ! Quel homme serait-il au soir de ce jour ? Qu'attendait-elle de lui ? Jusqu'à présent, il lui avait été aisé d'être son amant pendant les heures limitées de leur rencontre. Qu'en serait-il demain et tous ces jours ? Sylvie soudain lui paraissait moins accessible et lui-même moins sûr de lui. Le défi qu'elle lui lançait aujourd'hui était clair : « Séduis-moi, enlève-moi et... fais mon bonheur. » Était-il à la hauteur d'une telle exigence ? Il la savait capable de déceptions. Il en avait vu les effets sur son visage devenant soudain si grave. Toutefois, il croyait avoir adopté, dans ces circonstances, les meilleures façons de l'aider. Saurait-il les répéter, les entretenir ? En réalité, Éric se posait ces questions à l'égard d'une femme pour la première fois de sa vie. Il était surpris de les découvrir et d'en éprouver une anxiété à laquelle il n'était pas habitué. La présence du ciel bleu le rassura. Il pensa que la journée serait belle et qu'elle lui réservait — quelles que soient les préoccupations de l'instant — la perspective d'une aventure amoureuse avec une jeune femme qu'il aimait, qui l'intéressait, et de quatre jours de vacances dans un endroit charmant qu'ils avaient choisi ensemble. Il regarda sa montre, accéléra le rythme de ses préparatifs.

Il fallait que cette matinée se déroulât normalement.

Sylvie l'attendrait à midi et demi devant chez elle, rue de Rivoli. Ils partiraient par l'autoroute A 11, grignoteraient un sandwich sur le trajet et atteindraient leur hôtel, à proximité de Tours, dans l'après-midi. Il descendit rapidement l'escalier « classé » de l'immeuble, retrouva son Alfa Roméo décapotable à l'angle de la rue Jacob et de la rue des Saints-Pères en stationnement interdit, sans contravention, c'était un bon signe. Il mit son bagage dans le coffre, ouvrit la capote. Il éprouva une vraie joie à retrouver le boulevard Saint-Germain dont l'animation à cette heure matinale était encore réduite. Des ouvriers, des employés prenaient leur petit déjeuner aux terrasses qu'on avait dressées sur les trottoirs dès l'aube de cette belle journée. Il aimait conduire ainsi, toit ouvert, dans Paris. La matinée était radieuse. Les façades des maisons du boulevard Saint-Germain reflétaient les rayons drus d'un soleil encore bas à l'horizon. Une atmosphère rose et brumeuse nimbait les rues. Les bruits se répercutaient librement et sèchement sur les façades, en échos brefs, porteurs d'une sensation physique de relief qui donnait à l'espace étalé sous ce vaste ciel une résonance sensuelle. Éric goûta, enfin, l'idée qu'un bonheur lui était offert.

Il prit la rue Dante et se retrouva en face de Notre-Dame. Devant ses portes encore closes, des visiteurs multicolores attendaient et des cars encombraient dès cette heure matinale la rue du Cloître. Il aimait ce quartier, il aimait y travailler. Un long passé de charité avait édifié là, depuis toujours, des lieux d'accueil aux plus démunis des hommes, ceux qui souffraient ou allaient mourir. Si minime que fût son rôle, il l'inscrivait dans l'histoire d'un vieux bâtiment, le dernier qui fut construit en ce lieu tout chargé d'histoire. Il songea au stage qu'il avait accompli pendant un an aux États-Unis. Il en avait été ravi, mais lorsqu'il arrivait dans le vaste espace où s'élevait le bloc carré et soigné de l'hôpital texan, dans lequel tout avait été si méticuleusement prévu, il avait souvent eu une pensée pour son vieil hôpital parisien. Comme il avait aimé le retrouver à son retour ! Ses amis américains n'avaient guère compris qu'il ait pu préférer cet ensemble archaïque à ce qu'ils lui avaient offert, là-bas, mais après avoir vécu quelques semaines à Paris avec lui, à l'intérieur de ces vieux murs, et aussi alentour, dans les ruelles du Quartier latin, leur regard s'était chargé d'images nouvelles pour eux ; les douces habitudes alors acquises leur avaient offert un plaisir inattendu qu'ils avaient ensuite regretté de ne plus vivre. Éric rangea sa voiture. À huit heures moins le quart, il était déjà dans la salle d'hospitalisation du service d'ophtalmologie où il était affecté. Il apprit de la surveillante qu'il y avait deux entrants déjà opérés pendant la nuit ; l'un d'eux posait un problème. Éric se rendit auprès de lui. C'était un homme d'une trentaine d'années, à la fois agité et inconscient. Éric s'en étonna. Il l'examina aussi méticuleusement qu'il le put. L'œil était calme derrière le pansement. L'agitation et l'état d'inconscience étaient insolites. Il soupçonna les reliquats d'une ivresse mais il savait aussi qu'il fallait se méfier d'une atteinte masquée, beaucoup plus grave. Il demanda des examens complémentaires susceptibles de l'éclairer. Il en parlerait tout à l'heure à son chef de clinique ou au patron. Il acheva sa visite dans le rituel immuable qu'il avait appris de ses aînés et qu'il conservait.

Chaque malade était abordé de la même façon, par des questions sur le déroulement de la nuit, les sensations éprouvées par l'œil opéré et soigné, avec l'attention anxieuse du premier témoin d'un acte chirurgical pratiqué quelques heures plus tôt. Éric avait une délicatesse particulière pour décoller les rubans adhésifs qui maintenaient le pansement sur l'œil, pour laver avec un coton humide les cils agglutinés par du mucus, pour écarter méticuleusement les paupières ; il savait éclairer l'œil découvert de sa fine lampe de poche afin d'y saisir les symptômes majeurs sans l'éblouir douloureusement. Il vivait avec sérieux l'instant où il saisissait l'avenir probable du malade dont l'œil allait bien... ou mal. Éric accumulait les interrogations rituelles qu'il déclinait en lui-même : l'œil est-il blanc, calme, mobile, la pupille ronde, la cornée brillante, les paupières normales ? Le plus souvent, le malade l'interrompait en s'exclamant : « Je vous vois Docteur. » Un grand sourire de bonheur illuminait alors son visage.

Pour son confort moral et bien que beaucoup ne

fussent pas ses malades, Éric souhaitait que tous aillent bien et qu'aucun d'eux ne posât de problème, surtout aujourd'hui. De chambre en chambre, heureusement, tout allait bien. Il termina sa visite allègrement, soulagé de n'avoir pas à surcharger cette courte matinée d'une reprise chirurgicale. Rien désormais ne l'empêcherait de rejoindre Sylvie comme convenu. Le temps qui restait libre avant l'aide opératoire prévue lui permettrait de régler les problèmes en suspens, de signer les ordonnances des malades sortants, d'organiser les examens des entrants. Ces petites tâches ne demanderaient qu'un peu d'attention, laissant son esprit flotter, libre, tout à Sylvie, qui était au bout de son chemin.

Comme elle était présente en lui ! Elle s'épanouissait à son aise dans les méandres de ses pensées, s'inscrivant en pointillé entre les actes d'écriture qu'il accomplissait. Des bouffées de bonheur l'envahissaient, des images d'elle s'entrecroisaient, lui offrant sa silhouette, aiguisant son désir et anticipant son bonheur. Il évoqua son regard, celui qu'il aimait saisir sans qu'elle le vît la regarder, auquel l'absence d'objet et les préoccupations d'un rêve intérieur donnaient une infinie douceur. Cette image fit naître sur son visage l'ébauche d'un sourire que l'arrivée de son patron interrompit brutalement. Il désirait voir le malade qu'ils allaient opérer ensemble. Il lui confirma qu'il l'attendait vers 11 heures en salle d'opération. Il se dirigeait vers la porte de sortie, lorsqu'il se retourna :

« Dites-moi, Éric, nous aurons terminé l'intervention vers midi, vous serez donc libéré beaucoup plus tôt que vos collègues. Ayez la gentillesse de procéder au prélèvement des cornées qui est annoncé pour ce matin. Il doit être fait avant 13 heures. C'est impératif. Aucun de vos collègues n'est libre et aucun des jeunes stagiaires n'est en mesure d'agir à votre place aujourd'hui. Merci de bien vouloir vous en occuper. »

L'esprit d'Éric vacilla. Il aurait aimé dire au patron que ce jour, précisément, n'était pas comme les autres. Il n'en eut pas le courage. La liberté qui lui avait été accordée aux dépens de ses collègues semblait le désigner tout naturellement pour l'exécution de ce devoir. Il n'esquissa aucune tentative de défense. Tout au plus se renseigna-t-il sur l'équipe de préleveurs habituellement désignés pour cela. Aucun n'était présent. À l'évidence, cette tâche lui incombait. Il fallait s'organiser et accomplir dans les meilleures conditions cette corvée inattendue. Il apprit que le décès avait eu lieu pendant la nuit, que la personne décédée avait fait don de ses cornées à la Banque française des yeux. On avait trouvé parmi ses papiers d'identité sa carte de donneur. La Banque était d'accord pour que l'on fasse le prélèvement sur les lieux du décès. Les cornées seraient mises en conservation à la Banque et l'une d'entre elles serait destinée au malade inscrit en premier sur la liste d'attente du Service. Celui-ci serait prévenu dès que l'on aurait la certitude que la cornée et les examens du sang étaient conformes aux règles de qualité et de sécurité. Autant de détails qui confirmaient la réalité du devoir qui s'imposait à Éric.

Il demanda qu'on préparât les instruments. Il contenait mal son inquiétude qui altérait la précision de sa pensée ; une sorte d'incapacité fébrile le troublait. Tout se déroulait jusqu'alors si conformément à ses vœux ! Pourquoi fallait-il que cela lui arrivât ? À lui qui s'était proposé la veille pour aider son patron, alors que rien ne lui en intimait l'obligation. En serait-il toujours ainsi dans sa vie ? Ce n'était pas la première fois qu'une circonstance inattendue liée à son métier gâchait son programme malgré sa prévoyance, son goût de l'organisation, son sens de l'ordre. Ainsi, le désordre finissait toujours par s'imposer : l'imprévu, l'inattendu, l'impromptu, l'insoupçonnable s'insinuaient à chaque instant dans l'ordonnance de ses jours. Il s'en accommodait d'habitude, mais pas aujourd'hui. Il ignorait encore qu'il s'habituerait à ce mélange d'actes prévus et imprévus et qu'au sommet de sa carrière, plus tard, son entourage saurait qu'il était probable qu'il se rende au dîner auquel on l'avait convié ou à l'opéra où il souhaitait aller, mais que rien ne serait jamais certain. Il se soumettrait à cette fatalité qui accompagne le médecin tout au long de sa carrière. Il tirerait même parfois une sorte de jouissance de cette confrontation avantageuse entre la valeur du service rendu et celle du plaisir perdu.

La pensée de Sylvie surnageait au milieu des sentiments tumultueux qui l'agitaient. Il avait tout juste le temps de l'avertir qu'il serait en retard avant de retrouver le patron en salle d'opération. Elle fut surprise par son appel et il sentit au ton de sa voix sa déception.

« Ça commence bien », dit-elle.

Cette phrase le fit frémir. Elle aggravait son tourment.

« Tu ne t'es pas débrouillé pour trouver un remplaçant ? »

Il n'y avait même pas pensé, convaincu qu'il était d'avoir été tout naturellement désigné. Décidément, elle le trouvait peu dégourdi, mais il l'excusa de ne pouvoir comprendre. Il ne lui disait d'ailleurs qu'à demi-mot ce qu'il était contraint de faire. C'était d'une nature si spéciale qu'il ne convenait guère d'en parler.

« Tâche de n'être pas trop en retard ! »

Il lui conseilla de ne descendre dans la rue que vers treize heures. Encore espérait-il n'être pas en retard. Il aurait tant aimé que tout fût simple. Il se sentait réduit, dominé par cette situation stupide qu'il avait trop facilement acceptée. Sylvie attendait de lui bien autre chose : qu'il fît tout pour se consacrer à elle, à la naissance de leur vie commune, sujet à nul autre comparable. Certes, il avait pour lui les arguments convaincants du devoir. Mais quelle valeur avaient-ils pour Sylvie ?

Il retrouva le patron en salle d'opération au moment où celui-ci se lavait les mains. La soumission à l'ambiance opératoire le calma aussitôt. Ici un ordre régnait, inaltérable, supérieur à tout autre. Éric s'engageait à mêler ses gestes à ceux de son patron, dont les doigts, tels ceux d'un instrumentiste, traçaient les chemins d'une espérance. Tous, eux-mêmes, l'anesthésiste, la panseuse vivaient d'un rythme secret que l'habitude et l'expérience avaient forgé, et qui les faisaient s'animer à la manière des partenaires appliqués et solidaires d'une formation de musique de chambre. Ils agissaient ou cessaient d'agir à l'énoncé imperceptible d'un ordre du maître, dont on s'étonnait que n'émane de lui aucune musique, même singulière.

Pendant qu'ils revêtaient leur casaque verte, le patron avait défini avec Éric et la panseuse les grandes lignes de sa stratégie ; le champ opératoire préparé par Éric, le patron s'était très rapidement engagé dans l'action. L'intervention restait classique. Son rôle d'aide voulait qu'Éric présentât l'instrument nécessaire au moment où il était réclamé. Dans sa faculté d'anticiper les gestes que son maître devait accomplir résidait le plaisir que le patron éprouvait à être secondé par lui. Sur l'écran de télévision, les séquences attendues se succédaient avec bonheur. L'équipe entière en était témoin, regardant l'œil grossi à leur intention afin qu'ils y saisissent, dans la nuance de ses réactions, l'hypothèse d'une correction anesthésique ou instrumentale efficace. Rien dans le déroulement de l'intervention ne laissait supposer une telle éventualité. Les gestes s'accomplissaient l'un après l'autre, dans la rigueur de leur enchaînement.

Au léger relâchement de la tension des chirurgiens et des assistants, à une sorte de dissolution du silence, chacun perçut que s'achevait une intervention sans histoire. Éric revint à ses préoccupations. La perspective immédiate de se rendre à la morgue noircissait sa pensée. Tout en passant les sutures à son patron, il anticipait les gestes qu'il devrait accomplir dans un instant et ceux-ci lui déplaisaient. Prélever les cornées à la morgue était en réalité le devoir auquel il aurait le plus souhaité pouvoir se dérober. Il gardait de ses rares expériences en ce domaine une blessure qui s'était à chaque fois prolongée par un malaise indéfinissable, venu obscurcir sa vie d'images qu'il refusait. Elles instillaient en lui non seulement une tristesse passagère mais un vrai désenchantement, un refus de jouer avec la vie qui confinait à une morose impuissance. Il aurait donné n'importe quoi pour ne pas se rendre à la morgue et maculer ainsi une journée qu'il voulait heureuse. Il avait tout imaginé sauf cela : aller à la morgue juste avant de partir avec Sylvie pour leur premier grand projet. Une vraie déroute ! Il songea à renoncer et souhaita même remettre leur départ au lendemain afin de trouver le temps de diluer son désarroi... Mais pouvait-il avouer à Sylvie cette faiblesse ? Elle ne la comprendrait pas. Il ne pouvait décidément lui parler ni de ce mort qu'il allait côtoyer ni du trouble que cette rencontre allait jeter en lui... Ce problème n'intéressait que lui. Il en était honteux, mais qu'y pouvait-il ? Non, il lui faudrait amalgamer à son bonheur les images de ce qu'il se préparait à vivre. Là était l'évidence. Ces images altéreraient-elles le temps passé aujourd'hui avec Sylvie, sa capacité à la séduire ? Il envia tous les autres, les hommes libres de ces actes peu communs et leur vie faite d'un peu de paresse, attentive au temps qui passe.

« Passez-moi la seringue de sérum physiologique, vous me donnerez ensuite la pince à monofilament ! »

Le patron annonçait les derniers gestes de l'intervention. Éric jeta un coup d'œil à l'horloge. Elle marquait midi moins le quart. Il fut soulagé. Tout n'était pas perdu. Il imagina : midi cinq à la morgue, vingt à vingt-cinq minutes pour agir, midi trente, retour avec les cornées qu'il remettrait au coursier pour les porter à la Banque des yeux. À treize heures moins le quart, il quitterait l'hôpital. À treize heures, il serait au rendez-vous. Il se détendit. On lui remit le matériel nécessaire au prélèvement. Il prit connaissance des autorisations nécessaires. Le donneur était une femme. Sur la fiche administrative, il lut rapidement son nom : Rose Bodet. Étrange prénom, pensa-t-il, mais en accord avec son âge, soixante-dix-huit ans. La cause de son décès était mentionnée plus bas : insuffisance cardiaque aiguë, et l'heure, quatre heures et demie du matin. Plus bas on avait noté, d'une petite écriture manuscrite : « don volontaire à la Banque française des yeux ». En tenue chirurgicale, Éric se dirigea vers la morgue où se situait l'amphithéâtre de prélèvement. Il avait conservé à ses pieds les chaussons de plastique dont il avait recouvert ses chaussures en salle d'opération. Le bruit froissé de ses pas donnait à sa marche un rythme flou qui semblait refléter l'hésitation de sa démarche. Cette idée l'amusa. Il parcourut ainsi le grand hall, à bas bruit, sans l'écho qu'habituellement ses pas éveillaient sur les baies majestueuses qui le séparaient de la cour d'honneur de l'hôpital. À travers les vitres, le ciel, bleu cru, d'un midi de mai lui apparut presque indécent face à la mort qui avait pour nom en cette minute Rose Bodet. Une vague pensée d'infini, de ciel mystique, traversa son esprit et le ramena au cadavre. Rose Bodet. Il ne savait rien d'elle. Il n'en saurait rien, sinon ses antécédents médicaux pour les besoins techniques de sécurité. Il aurait préféré ne jamais la rencontrer.

Pendant ses premières années de médecine, il avait eu des difficultés à surmonter son horreur des cadavres. Aucun de ses proches n'était mort au cours de son enfance tranquille ; ses parents, ses grands-parents vivaient encore. L'épreuve de dissection en amphithéâtre d'anatomie lui avait été très pénible. Il n'avait pu dissocier son lent et minutieux travail d'isolement d'un tronc nerveux, d'une artère ou d'un viscère, de l'idée de ce qu'avait pu être dans la vie ce corps embaumé et formolé qui gisait sur la table d'ardoise. Il lui avait été impossible, même au travers de ses transformations successives, au fur et à mesure que les leçons amputaient ce corps noirâtre, d'oublier qu'un esprit l'avait animé. Sur le visage bruni et fixé dans la maigreur, il s'était toujours efforcé de projeter une vie, un regard, une pensée endormie... Il avait assisté beaucoup d'agonisants et n'en avait pas ressenti le même malaise : il luttait alors pour les aider, tentant de préserver la vie qui s'échappait de leur pauvre corps. Au contraire, il en avait la certitude, les traits de cette femme le bouleverseraient. Il chassa cette idée irrévérencieuse pour cette personne dont la charité posthume l'impressionnait.

Il était arrivé. La lourde porte sombre de l'amphi-théâtre s'ouvrit après qu'il eut sonné et entendu les sabots du garçon résonner sur le carrelage du grand hall d'entrée. Ils échangèrent quelques mots. Le garçon lui annonça que tout était prêt. Le corps de Rose était recouvert d'un long drap blanc, duquel seuls le cou et la tête dépassaient. C'est son profil qu'il remarqua tout d'abord avec son nez droit, autour duquel les traits se disposaient harmonieusement. Son visage exprimait un grand calme. Sur la peau se dispersaient quelques taches brunes que l'âge avait placées comme des traits de fusain bistrés, légers, sur la saillie des joues. Sa pâleur avait presque une expression naturelle, dont Éric pensa qu'elle devait préexister à sa mort. Cette femme portait sur le visage une sorte d'élégance qui le toucha, une élégance fondamentale qu'aucune mimique ne pouvait animer et qu'aucun fard n'avait sans doute cherché à exalter.

Tout en l'observant, il prépara son action. Il enfila des gants stériles, badigeonna le visage et les paupières d'une solution antiseptique, disposa devant les yeux un champ troué prévu à cet effet. Pour s'assurer qu'aucune contre-indication n'existait, il ouvrit les paupières. Il instilla sur chaque œil quelques gouttes de collyre, puis entreprit le délicat travail qu'on lui avait commandé. Ses gestes appliqués chassèrent immédiatement toutes les réflexions morbides qui l'avaient agité. Seul en lui vivait l'artisan original qu'il était. Sur chaque œil, il prit soin de placer avec une grande précision le point de pénétration de la lame fine et coupante de son bistouri. Il introduisit délicatement, par l'orifice ainsi fait, la branche aiguë de ses ciseaux et découpa de proche en proche, à la juste distance, la collerette blanche de sclérotique, tout autour de la cornée, en se gardant bien de léser l'iris. Cette chirurgie de l'œil mort, exsangue et indolore, avait pour lui ses règles tout comme la chirurgie de l'œil vivant à laquelle, chaque jour, il s'initiait. Il avait conscience de contribuer par la qualité et la minutie de ses gestes au destin des futurs greffons qu'il prélevait. La cornée droite puis la cornée gauche se trouvèrent ainsi isolées dans leur collerette blanchâtre. Il les sépara avec précaution du globe oculaire et les prépara pour les placer dans le liquide de conservation selon la procédure qu'on lui avait apprise. Il disposa ensuite, sur chacun des globes oculaires, dont la calotte antérieure manquait, la petite coque plastique transparente qui remplaçait la cornée. Il vérifia qu'elle était bien placée. Étonnamment, son reflet redonnait à chacun des deux yeux une résurgence de vie ; une manière de regard, infini et sans objet. Les iris roux de la morte semblaient vouloir animer leur pupille d'un ultime éclat. Éric ne pouvait savoir que Georges les avait aimés.

Après avoir prélevé le sang nécessaire aux contrôles sérologiques, Éric remercia le garçon qui l'avait assisté. Il porta les deux cornées suspendues dans les flacons où elles flottaient au sein du liquide qui les conserverait pendant quelques semaines. Un coursier de la Banque des yeux l'attendait à l'entrée de la salle d'opération. Dans quelques minutes, elles seraient placées à l'étuve et surveillées jour après jour. Telle une cultivatrice, la technicienne de la Banque veillerait sur ces restes de vie, sur cette petite fraction de Rose faite de ses cellules ravies à la mort dans les coupoles transparentes de ses yeux qui seraient entretenues jusqu'à ce qu'un autre œil les prenne en charge, aussi longtemps que lui-même survivrait.

À son retour dans le service, la surveillante de salle d'opération annonça à Éric que c'était lui qui aiderait le patron le jeudi de la semaine suivante pour pratiquer la greffe sur le patient qu'on allait convoquer. Il ne prêta qu'une attention distraite à cette précision qui ne concernait plus le temps d'aujourd'hui, si court, mais celui d'après son retour. Éric était soulagé. Il regarda sa montre. Une heure moins dix. Il n'aurait qu'un petit retard. Il monta à son vestiaire, s'habilla rapidement, repassa dans la salle dont il avait la responsabilité pour s'assurer que toutes les transmissions de soins avaient été correctement faites. Il dit au revoir aux infirmières qui lui souhaitèrent un bon repos. À une heure cinq, il faisait partir son moteur. Dans cinq à dix minutes, pensa-t-il, j'aurai retrouvé Sylvie.

Ils roulaient à présent sur l'autoroute à allure modérée. Ils avaient passé Orléans. Il y avait peu d'automobiles en ce jour de semaine, le temps était radieux. Sylvie avait voulu qu'on laissât la capote ouverte si bien que dès qu'Éric accélérait, les remous de l'air dans l'habitacle de l'Alfa Roméo leur interdisaient de parler. Sylvie l'avait attendu pendant plus de dix minutes, mais ne le lui avait pas reproché. Elle était gaie, ravie par ce voyage qui commençait. Il l'avait trouvée particulièrement belle avec sa mini-jupe bleu marine, son collant clair qui mettait en valeur ses jolies jambes. Elle portait un tee-shirt blanc à col rond et une veste droite, rouge. Cet ensemble patriotique lui allait à ravir. Elle s'était pliée pour rejoindre Éric dans cette petite voiture qui lui donnait toujours l'impression qu'elle s'asseyait par terre tant elle était basse. Depuis le départ la conversation était hachée, leurs paroles s'envolaient avant qu'ils ne se comprennent. Sylvie avait posé quelques questions :

« Comment était ton patron ?

« Pareil à lui-même, adroit et efficace. Pas causant ce matin.

« Et la corvée qu'il t'a refilée, comment s'est-elle passée ?

« Très bien... Tu as vu, je n'ai pas perdu trop de temps. Nous ne sommes partis que trois quarts d'heure en retard. »

Éric avait répondu d'un ton léger malgré l'image de Rose Bodet qui venait à l'instant de resurgir en lui. En réalité, elle ne l'avait pas quitté. Le souvenir précis de ses traits, le regard qu'il lui avait porté, d'une douloureuse acuité, le cérémonial de ses gestes tranchants les avait unis. Il avait dérobé un peu de sa flamme et celle-ci brûlait, à la Banque mais aussi en lui. Il était le dernier dépositaire de ses volontés et, au sens propre, des fragments de vie qui restaient en elle. Ce qui était anormal, c'était qu'il s'en affligeât. Après tout, il ne s'était soumis qu'à la nécessité d'un acte technique. Pourquoi s'entraver de ce lien sensible avec chaque cadavre rencontré ? Pourtant, quelque effort qu'il fît, il ne pouvait oublier Rose Bodet. Il partait en vacances pour quatre jours avec la femme qu'il aimait et une autre passagère, de nature bien singulière, les accompagnait. Il en voulait vraiment à son patron.

Le val de Loire approchait. Ils s'arrêtèrent pour une courte pause dans un restauroute. Le bruit de l'air dans leurs oreilles s'arrêta. Le calme paradoxal qui les entourait, l'accueil charmant de la terrasse, le bien qu'ils éprouvèrent à manger une pizza et à boire un grand café les engagèrent à prolonger cette halte qu'ils avaient désiré courte. En réalité, ils avaient tout le temps qu'ils voulaient devant eux. Ils commençaient à se sentir libres, en vacances. Et cependant Éric restait préoccupé. Sylvie le remarqua.

« Tu as l'air morose, Éric...

— Pardonne-moi, ça va passer, c'est toute la tension de cette matinée. J'ai été si bousculé ! Mais je me sens à présent tout à fait bien... Depuis que je suis avec toi. »

Elle se rapprocha de lui, ils s'embrassèrent. Il lui murmura : « Je t'aime. »

« C'est drôle, dit-elle, de se retrouver tous deux pour la première fois avec du temps devant nous. Il va t'en falloir de l'imagination pour t'occuper de moi.

— Tu crois vraiment ? J'en ai plein ; il suffit de te regarder. »

Ils se sourirent. Oui, c'était vrai, Sylvie lui était offerte pour ces quatre jours. Offerte à condition qu'il sût lui plaire, l'aimer, l'aider, la porter... Il regarda sa montre : il était presque seize heures. Le soleil de mai était encore haut dans le ciel. Il irradiait la terre, d'une lumière de joie et d'ombres nettes et courtes. Les fleurs éclataient partout. Une bouffée de bonheur, enfin, surprit Éric. Tout y portait alentour, la présence légère de Sylvie et cette offrande de la nature qu'il saisissait en cet instant, ce frais message que les frondaisons au tendre vert de leur naissance récente lui destinaient, frissonnantes déjà des promesses de l'été. Il aurait aimé que tout s'arrêtât là et que jamais ne vînt l'automne, sa nostalgie et ses regrets. Rose revint occuper ses pensées. Quels moments avait-elle vécus ?

Il chassa cette idée qui lui faisait mal. En face de lui, Sylvie était radieuse. Elle se remaquillait, elle était vraiment belle. Il se demanda pourquoi il était important qu'elle fût belle, sentant que ses raisons n'étaient pas celles des autres. Pourtant, il avait remarqué que Sylvie attirait l'attention des autres hommes ; ils la regardaient, s'attardaient sur son visage, sa silhouette, ses formes, mais les femmes aussi. Il était en tout cas certain que personne ne la voyait comme lui. Tandis qu'elle appliquait son rouge à lèvres en se regardant dans son petit miroir, elle reflétait sur son visage un véritable morceau de ciel qui irisait ses traits. Son front était bombé et lisse, ses sourcils peu abondants, largement séparés par la racine du nez, très plats et arqués avec grâce. Le fil de son nez était parfait, ses narines délicates et nacrées. Un assez long espace séparait ce beau nez de sa lèvre supérieure. Il donnait au visage ce joli équilibre de symétrie entre les yeux et la bouche, relativement large mais aux lèvres exquises de dessin et de pulposité. Un ourlet dessinait l'arc de sa lèvre supérieure. Il l'avait remarqué dès leur première rencontre et cette petite particularité anatomique si délicate l'émouvait chaque fois qu'il la regardait. Le menton était volontaire quoique délicat. Elle sentit qu'il la regardait, dirigea ses yeux vers lui, le remercia d'un joli sourire.

« À quoi penses-tu ?, dit-elle.

– À rien. Je jouis de ton spectacle, je te trouve très belle...

– C'est pour cela aussi que tu me photographies souvent ?

– Sans doute ! C'est une autre façon de conserver ce qui est si fragile, notre temps qui passe !

– Ne pense pas au temps qui passe ! On vit le moment présent et pour moi il est formidable ! Quatre jours de bonheur, tu t'imagines ? »

Éric acquiesça : « Tu as raison... pardonne-moi. Je suis toujours poursuivi par mes tracas. J'ai toujours été comme ça, même au lycée. Quand j'avais raté un devoir, ça gâchait mes dimanches. C'est mon défaut ! Mais il n'est pas très grave !... Et puis, tu verras qu'une fois adapté au bonheur, j'en profite vraiment.

– Et si on s'en allait, dit-elle en ramassant ses instruments de maquillage. On a encore de la route à faire. »

Elle avait jeté cette phrase pour rompre une conversation qu'elle jugeait trop sérieuse et à laquelle, vraiment, elle ne tenait pas. Ce n'était pas le moment, en ce lieu, alors que tout la prédisposait à la joie. Il la confirmait trop dans la perception qu'elle avait d'Éric depuis qu'ils s'étaient arrêtés : une apparente et subtile distance par rapport au bonheur qu'elle vivait et qu'il aurait dû partager. Elle n'en comprenait pas les raisons, imaginait assez bien le sens de ses préoccupations, mais ne voulait pas s'y attarder. Elle savait Éric très attentif à tout ce qu'il faisait, volontiers scrupuleux et souvent insatisfait. C'est là sans doute qu'il fallait trouver les causes de cette distance dont il se défendait. Elle pensait juste, mais ignorait que Rose les accompagnait.

D'un commun accord ils se levèrent et elle le prit par le bras pour retrouver la voiture. Éric s'en voulait. Il n'avait pas su dissimuler à Sylvie le cours de son humeur ; il n'avait pas résisté aux impressions du matin qui avaient embrumé cet instant rêvé. Il s'en voulait d'être aussi faible et de toujours limer le présent au frottement de ses souvenirs ou de ses espérances. Aujourd'hui, il n'avait pas su échapper à ce défaut et n'avait pu s'empêcher d'en faire la démonstration à Sylvie. Il s'en trouvait pourtant soulagé, comme s'il lui avait confié un aspect de son caractère, qu'à vrai dire il lui était difficile de dissimuler longtemps et dont il savait qu'il représentait un penchant fondamental de son être. Sylvie l'avait confusément compris, mais elle n'avait pas envie pour le moment d'aller plus avant dans le jeu subtil des sentiments d'Éric, tout comme dans celui des êtres qu'elle aimait. En ce domaine, elle avait plutôt tendance à éluder.

Dans ses activités, son métier, ses fréquentations, Sylvie, contrairement à Éric, avait un peu peur de connaître les raisons de ses humeurs. Elle savait trop bien de quoi étaient composés ces jours d'apathie qui la saisissaient parfois au réveil et revêtaient d'une grisaille désespérante les moindres actes de sa vie. Le raisonnement cédait alors devant la perception angois-

sée des minutes qu'elle vivait, et cette angoisse la
fragilisait au point qu'elle ne pouvait accéder qu'à une
forme de pensée ratiocineuse semblable à celle qui
pouvait agiter en ce moment Éric. Lui, apparemment,
aimait la vie beaucoup plus qu'elle-même, ou peut-
être faisait-il semblant. Il vivait moins dans le fris-
sonnement des petits actes quotidiens que dans les
élans moroses d'une pensée élevée. Ainsi ruminait-il
le sens de sa vie à partir d'une culture déjà élaborée
et de son métier qui lui faisait toucher certaines cou-
lisses du théâtre humain. Elle aimait agir, il aimait
penser. Ce qu'il lui avait livré de lui-même lui était
apparu comme une formulation pessimiste de l'existence. Il n'avait rien d'un déprimé, pour autant. C'était
au contraire un homme résolument gai, entreprenant,
qui semblait accepter avec tranquillité les forces et les
épreuves de la vie. Il y avait un paradoxe en lui
comme s'il voulait par ses pensées conjurer ce qu'il
craignait le plus : l'absence de sens au temps qui
passe. Sylvie ne connaissait pas l'image de Paul
Morand : « du temps glacé qui fond entre nos mains
chaudes ». Éric l'avait retenue. Il soupçonnait ses mains
d'être trop brûlantes au temps qu'il vivait. D'où ces
manies qu'il avait d'essayer de retenir, par des notes
dans son journal, par des bandes vidéo, par des photographies, le temps qu'il vivait. Sans doute la plus
grande d'entre elles, car plus intime encore, était-elle
confondue avec sa passion pour l'aquarelle. Elle était
l'expression d'un conflit avec le temps. Pour lui, au

travers des petites manœuvres de son pinceau, dispersant ombres et couleurs sur le papier humide, il fixait à jamais les clés fugaces d'un paysage dont la beauté ainsi figée ne vieillirait jamais. Ces témoins du temps, même très imparfaits, il les classait dans de grandes chemises, année par année. Sylvie en avait vu quelques-unes dans son studio, placées provisoirement sur une petite table avant de rejoindre les cartons où elles deviendraient les archives secrètes et protégées de sa vie.

Ils avaient rabattu la capote de la voiture car la chaleur s'était dissipée. Ainsi pourraient-ils s'entendre quand ils se parleraient. Ils avaient atteint les rives de la Loire et Sylvie, depuis la carte qu'elle avait sur les genoux, guidait Éric dans les petites routes des environs de Tours qui les conduisaient vers l'hôtel de campagne qui devait les recevoir. C'était un château du XIXe siècle, que les propriétaires avaient cédé à une chaîne d'hôtellerie, modeste mais soucieuse d'offrir à ses clients, pour un prix relativement bon marché, le confort d'une étape de campagne silencieuse et agréable. Après une succession de lacets dans une route étroite et bordée de taillis, ils parvinrent au sommet d'une colline dans un beau parc que dominait le château. De dimensions modestes, il offrait aux regards une façade plate, ouverte par des hautes fenêtres sur deux étages, flanquée de part et d'autre par deux tours rondes à toit pointu. Des clochetons superflus ornaient le grand toit central. La pierre blanche conférait à cette vaste bâtisse sans allure un air gai. Une pièce d'eau, où vivaient trois cygnes, s'étendait devant le château. Des allées se perdaient de part et d'autre dans des futaies latérales. Éric et Sylvie rangèrent leur voiture dans l'enclos réservé à cet usage.

« Cela ne me paraît pas mal, dit Éric.

— Exactement comme je l'avais imaginé ! répondit Sylvie. Crois-tu qu'on va être heureux ici ? »

Un garçon s'était approché d'eux. Il prit les maigres bagages, les précéda dans le hall solennel et sombre du château. Tout y sentait la cire. On entendait le bruit d'une grande horloge qui scandait le temps. Il leur sembla qu'ils étaient les seuls clients. On leur avait réservé la chambre de la tour ouest, celle qui avait la plus belle vue. On confirma à Éric les prix ; hors saison, ils étaient très convenables, à la portée de la bourse d'un interne des hôpitaux en quatrième année. Ils furent agréablement surpris par la chambre qu'on leur avait réservée. Sa forme ronde la rendait spacieuse. Un grand lit de bois sculpté se situait entre deux grandes fenêtres que des doubles rideaux, lourds et brodés habillaient joliment. La grande armoire, la table, la cheminée offraient un décor plaisant et la salle de bains, dans une encoignure malcommode, construite pour la circonstance, ne déparait pas trop l'allure générale de la pièce. Leurs vacances commençaient.

Le garçon parti, ils se serrèrent dans les bras l'un de l'autre et s'embrassèrent. Éric fut d'autant plus chaleureux qu'il avait perçu chez Sylvie, après leur halte dans le restauroute, un léger retrait dans son empressement. Non qu'elle ne fût pas tendre. Elle lui tenait la main droite dès qu'il la posait à côté d'elle quand il l'ôtait du volant. Il sentait à la pression et à un léger glissement de ses doigts entre les siens une sorte de message doux qu'elle lui confiait. Furtivement, dans les lignes droites, il l'avait, d'un bref mouvement de la tête, regardée. Son profil était beau, mais son regard lui avait semblé moins vif, moins focalisé sur sa vie présente que sur une image lointaine qui aurait précédé leur route et dont elle seule aurait perçu le mystère. Sylvie rêvait, et il ne savait pas le sens de son rêve. Elle était consciente de l'importance de l'événement qu'elle vivait. Elle était là, à côté d'Éric auquel elle était liée depuis trois mois, mais d'une façon estudiantine se disait-elle, alors qu'ils n'étaient plus des étudiants. Lui serait chef de clinique en novembre. Il était déjà docteur en médecine, venait de passer sa thèse. Elle avait un bon métier, était appréciée par la société pour laquelle elle travaillait. Elle avait vingt-quatre ans, trois ans de moins qu'Éric. Elle était indépendante de sa famille, de ses parents qui vivaient loin d'elle, dans le sud de la France. Ils s'étaient satisfaits — surtout Éric, pensa-t-elle —, de cette vie d'étudiants qu'ils avaient menée avec un certain décalage, mais il était difficile qu'ils en restent là.

À sa connaissance, Éric ne s'était jamais engagé

dans une situation durable. Elle ignorait s'il avait déjà partagé plusieurs jours consécutifs avec une femme. Elle en doutait. Elle avait vécu avec un homme, longtemps même, presque une année. Il avait son âge, était décorateur. Il était beau, léger, insouciant, bavard, amusant, insomniaque, fêtard ; il l'avait aimée un temps, puis il l'avait trompée. Elle en avait été malheureuse, beaucoup par jalousie, sans doute. À présent, elle était émue par le souvenir de ce qu'il lui avait appris. Bien sûr, elle n'en souffrait plus et à tout prendre, cette expérience avait été pour elle moins décevante que les autres liaisons qu'elle avait eues, brèves celles-là, toujours semblables, avec ce sentiment d'« à quoi bon, les hommes sont toujours les mêmes et ce qu'on fait avec eux est toujours la même chose ». Elle était un modèle moderne de la jeune femme indépendante, pensait que le grand amour, s'il existait, n'était peut-être pas à sa portée. En tout état de cause, elle croyait n'en pas faire le but de sa vie. Elle en gardait comme une apparente masculinité dans certaines attitudes qui déconcertait Éric et qu'il aurait mal jugée si une infinie féminité ne lui avait conféré cette grâce et cette séduction qui le ravissaient. Pendant qu'il conduisait, Éric lui avait demandé pourquoi elle était silencieuse et à quoi elle pensait.

« À rien de précis, je rêve », dit-elle.

Elle garda pour elle l'objet de son rêve ; ce passé sur lequel, curieusement, aujourd'hui, elle s'attardait. La question d'Éric la ramena à lui, dont l'air préoccupé l'avait surprise. C'était le premier constat de leur vie en commun. Elle le soupçonna d'être plus compliqué qu'elle ne le pensait, mais elle ne pouvait saisir avec précision le climat qui avait environné Éric depuis le matin. Il était d'ailleurs pour elle inimaginable. C'est une chose de penser à la souffrance, au sang, à l'agonie, à la mort, c'en est une autre de les vivre. Elle avait tendance comme quiconque à conférer au médecin cette aptitude naturelle à affronter l'étrange et à croire qu'il ne leur en coûte rien. D'où la critique qu'on leur fait : elle traduit le besoin qu'on a d'eux et la conviction que leur cuirasse les protège. Or elle avait en face d'elle un homme de talent, mais jeune encore, auquel sa formation avait demandé de l'obstination, de l'audace, du courage, grâce auxquels une victoire sur lui-même avait été acquise, mais difficilement. Cette victoire n'empêchait pas sa sensibilité de s'écorcher aux épreuves de son métier. Même les plus durs de ses collègues avaient à des degrés divers souffert les mêmes difficultés que lui. D'ailleurs, Éric n'était pas loin de penser que la sensibilité fait les grands médecins ; elle leur confère subtilité de perception, finesse d'analyse. Mais aussi au départ de leur carrière, un handicap plus sévère pour admettre la dureté des actes qu'ils vivent et unir le sang-froid à la décision. Elle ajoute aussi aux idées rugueuses du métier une compensation poétique profitable. Ainsi, le patron d'Éric lui avait dit vivre sur deux registres, comparables aux deux bandes-son d'un film de cinéma. Sur l'une, l'intense crépitement de sa vie professionnelle, sur l'autre, en écho, les élancées poétiques que suscitait le choc des mots, des émotions. Cette image plaisait à Éric car elle semblait balancer les images cruelles ou pénibles du vécu, par celles légères ou lyriques, déréalisées, que l'imaginaire enfantait. Il était loin de cette maturité paisible mais croyait qu'il pourrait y atteindre.

Avant le dîner, ils firent l'amour, ils n'y avaient pas résisté. Ils avaient pris ainsi possession de leur temps commun, de leurs vacances. Sylvie le souhaitait car elle désirait oublier ses pensées récentes. Éric avait soudain très envie d'elle. Il avait retrouvé dans cette chambre vieillotte mais altière tous les plaisirs qu'il aimait prendre à déshabiller Sylvie et à découvrir la beauté de son corps avec méthode, avec délectation. Il aimait embrasser son cou puis ses seins dénudés, son ventre. Sa peau était douce et chaude. Elle sentait bon. Ils s'aimèrent délicatement et fougueusement sachant allier les gestes doux, les temps morts à la frénésie la plus exquise. Ils s'endormirent l'un et l'autre. Quand ils se réveillèrent, il était huit heures et demie passées. Le soleil, bas à l'horizon malgré l'heure d'été, éclairait d'une lueur orangée les meubles cirés. Une atmosphère finement poudreuse nimbait toute la chambre. Les fontes de la cheminée brillaient d'un éclat mordoré. Toutes les couleurs qui les entouraient étaient heureuses. Ils éclatèrent de rire en prenant conscience de leur retard, se levèrent précipitamment, s'habillèrent.

Il y avait un autre couple dans la salle à manger, mais la pièce était vaste. Ils étaient comme perdus dans un immense aquarium car une baie très large les exposait, à l'occident, au soleil couchant qui reportait au rez-de-chaussée les couleurs de leur chambre, mais aussi une lueur verdâtre, aqueuse, diffuse. On entendait le bruit des couverts de leurs voisins qui seul rompait le silence écrasant du château. Cette étrange atmosphère les ravissait. Ils se sentaient heureux dans la douce torpeur qui suit l'amour, avaient faim, très faim, commandèrent sur la carte, qu'un maître d'hôtel compassé leur présentait, tout ce qui leur plaisait. Ils burent du champagne, bavardèrent gaiement, longtemps, retrouvèrent leur chambre avec bonheur. Elle avait dans la nuit un petit air théâtral qui convenait à leur ivresse.

Le jour était levé depuis longtemps quand ils s'éveillèrent. De longs rais de lumière, s'infiltrant au travers des interstices des volets clos, zébraient leur lit. Sylvie dormait encore. Éric se lova contre elle. Il frémit de joie et de désir en s'enroulant le long de son dos nu qu'elle arquait vers lui ; sa peau de satin chaud semblait couler en la sienne comme s'ils avaient voulu n'être qu'un. Il repensait au plaisant dîner de la veille. Ils avaient été heureusement surpris par la qualité des plats campagnards et sains qu'on leur avait servis. Le champagne les avait gaiement enivrés. Il essayait de se rappeler leur conversation libertine. Il l'avait taquinée sur son pouvoir de séduction, lui avait dit qu'il était jaloux de tous les amants qui l'avaient précédé et qu'il soupçonnait nombreux... Il lui avait fait une adorable scène. Elle s'était défendue d'avoir eu de nombreux amants. Il la revoyait protestant, d'une mimique charmante, de sa relative innocence, et tentant de le convaincre que leur histoire présente effaçait toutes les autres. Il avait forcé son rôle en lui disant qu'il ne la croyait pas tout à fait. Elle l'avait accusé d'être un amant un peu cynique. Ils n'avaient parlé que d'eux-mêmes et de rien d'autre. Ils étaient entrés dans le vif de leur sujet, l'amour, qui avait gagné à cette épreuve. C'est fous de tendresse et de désir qu'ils s'étaient retrouvés. Il était ému au souvenir de leurs gestes, certains accomplis pour la première fois. Sylvie dormait encore d'un sommeil presque volontaire, gardant au chaud de tendres pensées vécues ou rêvées, que le jour risquait peut-être de faire disparaître.

Éric prit la mesure du jour qui venait. Il se sentait heureux. Il évoqua d'une pensée molle les projets à venir, les promenades possibles, ce temps offert sans autre obligation que d'en fabriquer du bonheur. Par contraste, il survola ce qu'avaient été la veille, la fébrilité du matin, le départ, le voyage. Comme un oiseau sombre qui se serait silencieusement posé sur la branche d'un grand arbre, la pensée de Rose lui apparut sous l'image de son profil inerte qui l'avait frappé quand il l'avait découvert. Mais elle s'envola comme l'oiseau, sans bruit. Il n'en souffrit pas ; il n'en souffrait plus. L'égratignure que Rose avait faite à son âme s'était cicatrisée pendant la nuit grâce au temps, à l'amour et au sommeil. Il en éprouva un soulagement, bénit ce travail discret qui permet à l'homme de survivre à ses petites comme à ses grandes plaies, et lui qui prêtait au temps qui passe tant de cruelles intentions, se félicita de ce qu'il eût aussi le don de gommer les aspérités de l'existence, aussi blessantes qu'elles aient pu être dans un passé si proche encore. Rose avait rejoint l'espace technique de la vie d'Éric. Ses gestes avaient été exacts, utiles, et le débordement de ses pensées quand il les exécutait représentait déjà dans son souvenir une forme d'éducation indispensable et utile à sa formation.

Éric abandonna la pensée de ce corps inerte en imaginant très furtivement qu'aujourd'hui ou demain, il serait transporté dans un petit carré de terre. Il ignorait que suivant les instructions de Rose, et selon des dispositions très précises et réglées à l'avance, son corps serait le jour même conduit à Chalonnes-sur-Loire. Il n'y avait, en dehors du maître de cérémonie et des porteurs, que Madame Chenu à la levée du corps, à la morgue de l'hôpital. Elle avait ajouté les cent treize francs qu'elle avait trouvés dans le porte-monnaie de Rose à la somme qu'elle avait dépensée pour offrir une belle couronne de fleurs blanches. Elle avait pensé qu'elle ne pouvait utiliser cette somme pour une action vulgaire. C'était pour elle une façon d'honorer la mémoire de son amie, de même qu'elle garderait en souvenir son porte-monnaie et la photo de Georges. Elle regrettait de ne pas avoir de photo de Rose. La couronne qui portait la mention « Ses amis de la rue de Buci » avait été posée sur le cercueil, dans le corbillard qui l'emportait. À l'heure où Éric se réveillait, celui-ci traversait, au nord de Tours, la campagne de mai. On aurait dit qu'elle s'était parée spécialement pour ce dernier voyage de Rose. Tout ce qu'elle avait aimé était là, ce doux soleil d'une fin de matinée radieuse, les ombres bleues des fermes rousses du Perche, ses champs aux céréales drues, ses vergers fleuris, les rivières paresseuses de la campagne mancelle, les bois de pins et cette métamorphose des collines, des villages, du ciel même en ce qu'elle aimait tant de l'Anjou : cet équilibre lourd entre le ciel et la terre, qu'aucun vent ne trouble et cette lumière éclatée sur les murs de tuffeau. Chalonnes brillait de tous ses toits d'ardoise, et chantait de tous ses murs sous le soleil de midi. Le sol des allées du cimetière crissait sous les pas des croque-morts, du frère et des cousins de Rose. Elle seule ne les entendait pas alors que, peut-être, elle avait été seule à jamais les percevoir. Quand elle venait voir Georges, elle aimait cette sorte de froissement rythmé des gravillons sous ses pas, comme des bruits d'insectes qui signaleraient une vie, une présence dans ce monde totalement silencieux. La tombe de Georges était ouverte. Le cercueil de Rose y fut descendu lentement dans le ahan des hommes qui relâchaient en cadence les sangles qu'ils tenaient. Un bruit rauque de caverne, au contact du cercueil sur la dalle du tombeau, signala que Rose était en place. Elle était à côté de Georges. Elle l'avait imaginé. Il y avait dans cette anticipation de sa pensée d'alors comme une confrontation dérisoire avec les actes que d'autres accomplissaient en cet instant pour elle. Un peu de terre fut jetée sur son cercueil et quelques roses. Le scellement du tombeau fut le dernier geste que les hommes firent pour elle. La couronne de Madame Chenu s'étiola rapidement tout comme la gerbe de son frère. Rose et Georges restaient seuls avec eux-mêmes. Ils n'existaient plus.

Chapitre 4

Mercredi, semaine suivante

C'est un ami d'atelier qui conduisit Jean-François et Catherine à Granville. Ils avaient quitté Avranches à l'aurore pour rejoindre le premier train de Paris. Jean-François s'était réveillé avec la nausée. Il avait mal dormi et ses instants de sommeil avaient été interrompus à plusieurs reprises par la résurgence soudainement plaquée sur sa conscience du programme qui l'attendait. Il s'était séparé de sa fille la veille, alors que Catherine la confiait à sa mère, avec l'arrière-pensée qu'il ne la reverrait peut-être jamais. Une fois assis dans la voiture, il s'en voulut d'être à ce point inquiet et faible. C'était chaque fois la même chose quand la fatalité le livrait aux autres. Les autres, en l'occurrence ces médecins qui le traiteraient, il n'avait aucune raison de douter d'eux... Du moins cherchait-il à s'en convaincre alors que son regard s'essayait à deviner les étapes de son trajet aux détails qu'il saisissait de part et d'autre de la route. Il s'étonnait que ce moment tant attendu l'ait à ce point ému. Il ne savait plus très bien si l'appel téléphonique avait créé en lui davantage de bonheur ou d'inquiétude, mais la certitude d'affronter une épreuve à double issue, succès ou échec, le plongeait dans un état de fébrilité extrême. Il avait même renoué avec la superstition comme lorsqu'il était, enfant, torturé par quelque tracas : les nombres pairs le calmaient... et la pensée des marguerites. Il avait été appelé avant leur retour, selon son pari. Cela lui permettait d'imaginer qu'il avait renoué avec la chance alors qu'il s'était longtemps résigné à son abandon.

L'installation dans le compartiment du train n'interrompit que très momentanément l'agitation de ses pensées. Il hésitait à se faire confirmer par Catherine les réponses aux questions qu'il lui avait cent fois posées. Il pensait surtout au greffon. Curieusement, il n'avait aucune pensée pour le donneur, mais seulement pour ce petit bout de tissu qu'il lui offrait. Était-il porteur d'une maladie ? D'un virus ? Pourtant, il lui avait été confirmé que tout était parfait quand on l'avait convoqué. Il occultait toute pensée qui pût évoquer la mort d'un homme, d'une femme, de l'être humain qui l'avait placé dans ce train pour le rendez-vous qu'ils avaient pris ensemble. Il revenait aussi, sans cesse, aux propos du professeur sur les chances de survie de la greffe. Le ton se voulait rassurant mais il y avait dans sa manière comme une sorte de prudence, de réserve que Catherine avait trouvé explicables mais qui lui paraissaient, à présent, moins engageantes. Rien ne peut être certain à cent pour cent, elle le lui avait répété. Quant au succès, on l'avait prédit à soixante-dix pour cent... Mais c'étaient les trente autres pour cent qui accaparaient son attention ! Si son cas entrait dans ces trente pour cent là ? Il avala sa salive, prit la main de Catherine qui lisait à son côté pour tenter de chasser ses idées.

Sa présence le rassurait. Elle lui avait semblé plus détendue depuis l'appel téléphonique et sa sérénité l'avait beaucoup aidé. Du moins en affectait-elle l'apparence. Elle était inquiète au fond, mais savait qu'aucune autre voie n'était offerte à Jean-François, dût-elle être étroite et remise en partie au hasard. Elle avait confiance, se soumettait à la fatalité. Enfin, un nouvel ordre des choses dans sa vie et dans celle de Jean-François allait se mettre en place. Cela la réconfortait. Sa gaieté fit du bien à Jean-François.

Il trouva ainsi moins difficile et moins impressionnant le moment de l'hospitalisation ; l'accueil avait été prévenant, il était attendu. La surveillante générale qui avait extrait de l'ordinateur tous les éléments de son dossier avait rappelé quelques vérités sur son cas qui le mirent en confiance. Elle lui attribua la chambre huit. Il aimait ce numéro. Il avait le téléphone. Il appellerait Florence ce soir. On le prévint que l'interne le verrait au début de l'après-midi et le patron à seize heures. Entre temps, il aurait à subir les examens préalables à l'intervention.

Alors qu'il était installé dans sa chambre et que Catherine était partie à la recherche d'un hôtel où elle l'attendrait, on frappa à la porte. Le médecin entra. Tout en saisissant mal ses traits, Jean-François le devina sympathique. Sa voix était franche, rassurante. Il portait sous le bras une large chemise bleue, du moins en vit-il la couleur, qui contenait l'observation. Éric vérifia avec application tous les éléments consignés dans le dossier puis demanda à son patient de bien vouloir le suivre dans la salle d'examen proche de la chambre. Jean-François essaya de deviner, d'après ses gestes et son silence, ce que pensait l'interne. Il était très impressionné par le faisceau de lumière éblouissant, les lentilles, les petits cônes qui touchaient son œil sans qu'il le sentît, de même que par le sérieux avec lequel le médecin réfléchissait et transcrivait sur le dossier ses données. Il était sensible au calme de ce jeune chirurgien dont l'application était de bon aloi. Éric lui dit : « Le patron vous opère demain à dix heures. C'est moi qui l'aiderai. Tout va très bien, le greffon est magnifique. La Banque des yeux nous l'a fait parvenir cet après-midi. Tout devrait bien marcher. Ne vous inquiétez pas. »

Éric eut une petite pensée pour Rose. Lui seul était le gardien du lien qui allait l'unir à Jean-François.

Cette conviction lui donna le sentiment de participer à l'accomplissement d'un devoir sacré : par ce greffon dont il vantait les qualités, l'union d'une morte qu'il avait connue avec un vivant qu'il venait de rencontrer.

Jean-François lui demanda :

« J'aurai une anesthésie générale ?

— Bien sûr. D'ailleurs vous allez voir l'anesthésiste dans quelques instants. »

L'anesthésiste convainquit Jean-François de la nécessité de l'endormir pour une intervention délicate d'autant que son état général le permettait sans danger. Il s'en trouva rassuré. Quelques instants plus tard, le patron revint avec Éric et confirma tous les bons présages qui entouraient l'intervention. En quittant Jean-François, le patron dit à Éric :

« Alors, ces petites vacances ont été bonnes ? »

Éric se sentit flatté que son patron ait une pensée pour lui.

« Où étiez-vous ?

— À côté de Tours.

— Joli, dit-il, j'aime beaucoup cette région, j'y suis allé souvent. Avez-vous visité la cathédrale ? Avez-vous eu une bonne pensée pour la Reine Anne, la chère Bretonne, si malheureuse mère, et, ajouta-t-il en riant, une autre pour Louis XI et les coliques qui lui firent élever des chapelles partout où il avait eu mal au ventre ? »

Le patron était d'humeur charmante.

« Et Balzac, ajouta-t-il, êtes-vous allé à Sachet ?

Avez-vous visité la chambre où il écrivit *Le Lys dans la vallée* ? On est ému par son étroitesse, n'avez-vous pas trouvé ? Et ce petit bureau massif, avec l'énorme cafetière qui ne désemplissait pas ? L'endroit est charmant. Et ce vallon que l'on devine par la fenêtre où l'on croit voir apparaître Madame de Mortsauf. »

Éric écoutait, il aimait l'érudition de son maître. Elle allait de la littérature à l'histoire, de la peinture à l'opéra avec une liberté et une aisance qui l'étonnaient. Son éclectisme lui permettait d'exprimer des vues solides, pertinentes, sur la vie et sur l'art, auquel il était attaché. Éric appréciait ce mélange en lui de savoir professionnel et de savoir tout court. Il soupçonnait que l'humaniste qu'il était conservait en lui une part du mandarin d'antan, débarrassé par l'évolution contemporaine de beaucoup de ses prétentions et de ses pouvoirs. Le patron offrait son exemple et ne l'imposait pas. Éric avait pensé à lui lorsqu'il était avec Sylvie. Il lui en avait parlé. Au cours de leur troisième jour de vacances, alors qu'ils visitaient le château de Langeais, Sylvie l'avait interrogé sur son travail et lui sur le sien. Cette évocation l'émut. Il eut un petit frisson, une impression réflexe, à la fois heureuse et nostalgique.

Il avait été très heureux avec Sylvie. Elle s'était révélée beaucoup plus forte qu'elle ne lui était apparue jusqu'alors. Il avait découvert son ambition. Elle avait bâti son talent de styliste sur une solide culture artistique acquise à l'école du Louvre et dans divers séminaires qu'elle avait suivis en Angleterre et en Italie. Elle paraissait heureuse à ses côtés, d'un bonheur sans défaillance. Leur couple s'était consolidé dans ce premier long moment de vie commune. Ils vivaient facilement ensemble ; leur choix de visites, de promenades, d'excursions était toujours aisé. Ils s'étaient découvert la même passion pour les jardins. En mai, la floraison n'était encore que partielle mais la joie qu'ils avaient eue à dresser la liste des châteaux, des jardins tourangeaux, à en visiter un grand nombre avait été un de leur bonheur... Et puis l'amour. Ils en avaient rythmé leurs visites, leurs jours, leurs nuits. Au retour de leurs promenades, ils regagnaient leur chambre, se vautraient dans le grand lit et s'y retrouvaient. Ils avaient découvert en eux beaucoup plus que ce qu'ils soupçonnaient. Ces siestes impromptues, en même temps que recherchées, les avaient mis dans ce tendre état de fatigue et de paix qui les faisait attendre l'heure du dîner dans une douce rêverie ou par des dialogues à bâtons rompus grâce auxquels ils avaient fait connaissance. Éric était revenu heureux de ce voyage. Sylvie avait eu raison de l'y entraîner. Ils étaient rentrés tous deux possesseurs d'une part de l'autre, comme un gage d'amour, qu'ils gardaient précieusement.

L'idée qu'il avait rendez-vous avec Sylvie le soir même surgit dans la pensée d'Éric. Depuis dimanche, jour de leur retour, ils ne s'étaient pas revus. L'un et l'autre avaient retrouvé les tâches interrompues par leurs vacances, compliquées par l'accumulation du courrier, le retard dans les observations, avec pour Éric la nécessité de voir ses parents, et pour Sylvie l'obligation des contacts avec ses clients. Ils s'étaient téléphoné chaque soir longuement, avaient beaucoup parlé de leur séjour en Touraine, s'étaient rappelé à mots couverts et avec délectation les formes de leur désir. Ils s'étaient réjoui que ces vacances aient été à la fois heureuses et harassantes. Rentrés épuisés de bonheur, ces quelques jours de séparation les avaient réparés. Ils s'aperçurent qu'ils avaient presque des difficultés à recomposer l'image qu'ils avaient l'un de l'autre. Sylvie lui avait dit : « Éric, sais-tu que depuis que je te connais mieux, je te vois moins bien. Je suis hantée par certaines de tes expressions, ton sourire dans une occasion précise, quand tu m'as regardée le soir, avant le premier dîner, alors que le soleil n'éclairait que la moitié de ton visage par exemple, ou ton regard étonné, quand je t'ai dit que je croyais que tu ne m'aimais pas tout à fait autant que je le voulais, au pied du château de Luynes. Mais ton visage entier, je l'ai perdu et je le cherche sans cesse. »

Éric pensa qu'il avait la même sensation mais il s'y attardait moins. Il était vrai qu'il percevait mieux dans son souvenir les images de sa silhouette, ses allures, ses mines, que les détails mêmes de son visage.

« Ainsi, plus on s'aime, moins on se reconnaît, si je comprends ce que tu dis, lui lança Éric.

— Chéri, ne te moque pas de moi ! Je veux simplement dire que j'ai hâte de te retrouver. »

Ils étaient convenus de se rejoindre au cinéma, à sept heures et demie, au Quartier latin, puis de dîner rapidement et de se coucher tôt. Le lendemain Éric aidait son patron : il devait être à sept heures et demie à l'hôpital. Cela, il l'avait souvent dit à Sylvie, mais elle aimait traîner le soir, dîner tard, se coucher passé minuit. Le matin, elle pouvait faire ce qu'elle voulait. Et puis, elle aimait la langueur du soir, l'avant-coucher qui permet de saisir encore quelques bribes supplémentaires du jour qui s'éteint. Éric était de tempérament opposé. Il aimait se lever tôt et saisir les premières lueurs de l'aube. Même en hiver, il les aimait. Il y guettait les frémissements de la lumière, une sorte d'optimisme accompagnait ce rituel qui prenait sa pleine expression au printemps quand les oiseaux lui annonçaient le jour naissant. De ce fait, il aimait se coucher tôt. Les soirées traînantes lui semblaient insupportables. Ce goût s'accordait bien avec les nécessités de son métier, qui exigeait qu'il soit de très bonne heure à l'ouvrage. Sylvie était un peu agacée chaque fois qu'il lui disait : « D'accord pour ce soir, mais je me couche tôt. »

Au début, elle avait trouvé cela décourageant, presque désobligeant, comme s'il avait volontairement limité la durée de leurs échanges. Elle lui avait reproché de se coucher tôt même le samedi. Il ne lui avait jamais proposé de rester chez lui. Avant leur escapade à Tours, elle n'avait jamais passé une nuit dans son studio. Cette situation l'avait parfois intriguée.

Éric retrouva Sylvie devant le cinéma de la place Danton. Elle était troublée. Cet homme qui s'approchait, elle était désormais certaine de l'aimer. Elle savait qu'elle était capable de trouver cette variété de sentiments qui ferait de leur vie une aventure ouverte, périlleuse certes, mais pleine des certitudes qu'elle éprouvait déjà en son âme, en son corps. Éric n'était pas moins ému. Il trouva Sylvie changée, plus belle encore, plus femme. Elle s'était voulue ainsi. Elle-même trouva Éric plus assuré quoique aussi charmant. Le film qu'ils virent ne les avait pas distraits de leur propre aventure. Ils se sentaient bien, l'un contre l'autre, épaule contre épaule, main dans la main. Les scènes d'amour qui se déroulaient devant eux leur paraissaient fausses, mal jouées, maladroites. Ils se regardaient et souriaient tant ce qui leur était montré leur semblait dérisoire. L'intrigue du film n'était pas mauvaise. Ils aimaient les acteurs, la fin leur plut.

Quand ils sortirent, Éric proposa d'aller dîner chez Lipp. Jean, qui connaissait Éric, les reçut. Il put leur donner, exceptionnellement, une place à gauche en entrant. Tous deux bien placés pour le spectacle qui s'offrait, ils voyaient entrer les habitués de la maison, ceux que Jean accueillait avec amabilité ou une familiarité de bon ton. Les couples ou les groupes rejoignaient leur table où les garçons s'empressaient de les conduire. Une longue queue d'inconnus s'agglutinait, filtrée par Jean. Certains étaient reconduits avec le conseil de patienter, d'autres parvenaient à obtenir une table au fond de la salle alors que trois Japonais avaient monté l'escalier du premier étage. Éric et Sylvie comparaient les personnages présents dans la salle, les impressions créées par leur observation, aux souvenirs qu'ils tiraient de la télévision et des magazines. Ainsi, la bienveillance et la bonhomie de l'académicien leur rendirent la coupole moins étrangère, l'écrivain bronzé et séducteur beaucoup moins sulfureux que les héros de ses livres, le chroniqueur vindicatif apparemment résigné comme s'ils avaient abandonné avant d'entrer les masques avec lesquels ils avaient conquis durement leur place. Éric reconnut le réalisateur d'un film dont il avait lu la critique dans *l'Express* accompagné de la comédienne qui interprétait une scène particulière- ment audacieuse de son film. La grande question que tout le monde se posait était : « L'a-t-elle fait ou l'a- t-elle mimé ? » Sylvie fut heureuse de poser la question à Éric qui se retrancha derrière son ignorance. Ils se promirent de se former une opinion eux-mêmes en allant bientôt voir le film. Ce dîner, entrecoupé du spectacle constamment changeant qui leur était offert, ils le quittèrent presque à regret. Surtout Sylvie.

« Tu sais, j'opère demain, le patron m'attend en salle d'opération à huit heures. »

Sylvie le savait, elle ricana, haussa les épaules, puis dit : « Au moins, accorde-moi cinq minutes chez toi. »

Éric comprit qu'il ne se coucherait pas tôt. Les cinq minutes seraient une heure et il faudrait reconduire Sylvie rue de Rivoli. Il était onze heures. Il se coucherait à minuit et demi. Lever six heures. Courte nuit en perspective ! Sylvie lui prit le bras et ils marchèrent du même pas, ce qu'ils avaient appris à faire. Il faisait beau, la nuit était douce, le quartier encore animé. Ils aimaient la rue Bonaparte, ses grandes vitrines derrière lesquelles s'offraient les vives couleurs des tissus d'ameublement, celles des tableaux exposés, les objets précieux des antiquaires qu'ils regardaient, critiquaient, estimaient avec jubilation. Ils arrivèrent rue de Verneuil. Sylvie retrouva le charmant immeuble de leurs samedis d'autrefois. Elle était amoureuse. Elle taquina Éric, lui dit malicieusement qu'elle était désolée de prendre son temps, mais ajouta qu'elle le soupçonnait d'être un peu heureux de son initiative. Éric, devant la porte, la serra dans ses bras. Ils s'embrassèrent. Le message que Sylvie livrait à ses lèvres, à sa bouche, lui disait qu'elle avait envie de rester avec lui. Il se trouva désarmé, vaincu... heureux. Il ouvrit la porte. Sylvie sauta de joie, battit des mains et lui dit : « Éric, garde-moi cette nuit, ne me ramène pas chez moi. Je veux rester avec toi. »

Elle renouait le fil de leurs vacances. Depuis qu'ils s'étaient quittés, elle n'avait pensé qu'à vivre avec Éric. Elle le lui disait là, à contre-temps, en un défi dont elle savait qu'il constituait une étape importante de leur histoire. Éric balbutia : « Sylvie, mon amour, tu me contraries ! Mais je t'aime, reste avec moi, je te garde... Seulement, demain matin, ne me reproche pas mon réveil. »

Ils se retrouvèrent comme s'ils ne s'étaient pas quittés. Le souvenir de la chambre de Touraine se mêlait au bonheur qu'ils cueillaient à l'instant. Éric n'en aima que davantage cette étonnante jeune femme qui depuis peu avait décidé de le capturer. Il savait qu'en lui-même se préparait sa reddition, l'abandon de sa vie de célibataire, mais le cri qu'ils venaient de pousser ensemble lui démontrait, plus qu'il ne l'eût jamais imaginé, qu'il avait raison d'y consentir.

Le réveil sonna. Sylvie ne l'entendit pas. Éric, qui dormait profondément, ouvrit les yeux, contrôla qu'il était six heures. Il avait perdu conscience dès qu'il avait quitté le corps de Sylvie. Elle dormait sur le flanc, lui tournait le dos comme en Touraine. La ligne de ses vertèbres s'infléchissait avec grâce. Il la suivit du doigt sans qu'elle s'en aperçût. L'odeur de leurs corps chauds rôdait sous les draps. Il l'aimait. Il sentit sur sa nuque un reste de parfum qu'elle y avait frotté la veille. Il la revit telle qu'elle était devant le cinéma, femme séduisante, à la fois souveraine et consentante. Avec elle, il faisait son éducation, découvrait que c'est ainsi qu'il aimait une femme, avec toute son indépendance, l'autonomie de ses moyens, mais aussi ce consentement à être aimée au travers de l'amour qu'elle portait à celui auquel elle s'offrait. Il y avait là une vérité profonde qui le comblait, et il soupçonnait qu'il lui faudrait mériter une telle femme. Sans cesse, il faudrait qu'il soit digne d'elle. Cette évocation le fit sourire, il en acceptait le défi tout comme l'avenir qu'il supposait. Les libertinages partagés avec les jeunes femmes qu'il avait courtisées étaient bien loin. Il jugeait clairement à présent qu'il avait accepté une sorte de jeu dans lequel intervenaient à la fois complaisance et chose convenue, mais que de l'amour, il n'y en avait point. Éric déposa un baiser sur l'épaule de Sylvie, qui bougonna, puis il se leva. Il apprit à faire sa toilette, à préparer son petit déjeuner, et celui de Sylvie, qu'elle prendrait plus tard, dans le silence. Il ne put écouter les nouvelles comme il le faisait habituellement. Une femme était entrée dans son espace. Elle y régnait déjà. Il fallait partir. Il s'approcha du lit et posa sa main sur le front de l'endormie. Elle ouvrit les yeux, ses paupières étaient un peu lourdes, comme celles d'un enfant qui aurait trop dormi. Son regard vague repéra avec un sourire l'odieux personnage qui la réveillait.

« Je pars, Sylvie, je te laisse la maison. J'ai déposé une clé sur la table à côté de ton petit déjeuner. Ferme bien la porte, je t'appelle cet après-midi au magasin. »

Elle murmura ce qu'il crut être un « je t'aime » et retint la main d'Éric dans la sienne avant qu'il ne la laisse reposer lentement et délicatement.

Éric descendit quatre à quatre l'escalier. Un peu en retard, il s'effraya vainement à l'idée que son moteur pourrait ne pas partir. Il démarra au quart de tour. Dix minutes plus tard, il était à l'hôpital.

Le grand vaisseau qu'était le service était déjà en activité. Le patron était arrivé, mais il s'assura qu'il était encore dans son bureau, avant de le précéder en salle d'opération. Le premier malade était déjà sur la table. Éric respira. Il prépara machinalement les instruments nécessaires à l'opération qu'il aiderait à pratiquer, un peu distrait, occupé par la pensée de Sylvie toujours endormie dans son lit. Il y avait là une intimité naissante entre elle et lui qui le troublait. À vrai dire, il en était fier. Il éprouvait une secrète jubilation à savoir que dans ses draps, dormait un joli corps de femme qui lui avait demandé ce privilège. Sylvie était depuis hier soir vraiment entrée dans sa vie. Ainsi, ils mélangeaient leurs humeurs, leurs sueurs, leurs haleines ; en d'autres circonstances, il en aurait été effrayé, dégoûté même. Avec Sylvie, cela prenait la forme d'un sacrement par lequel ils démontraient qu'ils n'étaient qu'une peau, qu'un corps vivant à l'unisson. L'entrée de son patron interrompit ce bonheur rêvé. Comme à l'habitude, il expliqua à Éric et à ses collaborateurs le programme général de la matinée, et plus précisément celui qui concernait le premier malade. Pendant qu'on l'habillait selon l'immuable rituel des chirurgiens, bras levés, mains en l'air prêtes à s'enfouir dans les manches de la casaque verte, il s'enquit de la qualité du greffon qui devait être placé sur l'œil de Jean-François Le Herissé ; il serait opéré ensuite, en deuxième position. Fugace, l'image de Rose traversa l'esprit d'Éric. Le contraste avec celle de Sylvie lui fit un choc. Cette image, encore une fois, heurtait sa vie, celle qui l'animait depuis ce matin sous l'aiguillon de l'amour. Rose que la mort avait terrassée était là, dans ce petit flacon que l'on avait amené, sous la forme de ce fragile disque transparent, au bout d'un fil, flottant dans le liquide carminé qui l'avait maintenu en vie jusqu'à aujourd'hui. C'était l'ultime trace de sa vie qu'elle offrait, ce don d'une part d'elle-même qu'elle avait souhaité faire à un autre, ce jeune malade du « huit », pour une vision neuve, pour une résurrection, pour une nouvelle vie. En ce petit matin, ce mélange des genres troublait Éric, mais il le gratifiait. Il avait le sentiment, dans l'intervalle de sa vie personnelle, de participer à une œuvre vraiment singulière dont son patron serait une sorte d'officiant et lui le témoin, mais tous deux complices d'une offrande à la vie pleine d'incertitude et d'espérance. Quoique attentif au déroulement de l'intervention en cours et aux ordres du patron qui se succédaient dans une ordonnance sans surprise, il restait soumis à l'influence des thèmes mêlés de sa vie et de son métier.

Pendant que s'achevait l'opération du premier malade, on avait préparé Jean-François. On l'installa sur la table d'opération. Éric lui fit un geste amical avant qu'on l'endorme. Il eut le temps de saisir dans son regard, avant que ne s'évanouisse sa conscience, le sentiment d'une confiance tranquille. Il prépara la table sur laquelle le patron allait tailler le greffon, y disposa avec application chaque instrument à la place où l'officiant souhaiterait le trouver le moment venu. La panseuse avait elle-même préparé tout ce qu'il faudrait servir. Un dernier coup d'œil l'assura que tout était prêt.

La cornée de Rose était parfaite. Le greffon qu'y trépana le patron apparut à tous, sur l'écran de télévision, comme une rondelle de cristal qui chatoyait sous la lumière axiale du microscope opératoire. Éric revit les iris roux de Rose, quand le greffon prit la place de la cornée blanche de Jean-François, devant l'iris bleu sombre de celui-ci. Cette transparence, c'était Rose, c'était le lieu de passage des millions d'images qu'elle avait vues dans sa vie, cette mémoire évanouie de tous les instants qui furent elle. C'était aussi la promesse pour Jean-François de toutes les images de sa vie future, celles de demain jusqu'à sa propre mort. Le patron cousait le greffon avec une adresse incroyable. Nul ne parvenait à comprendre où il prenait ses repères pour réaliser aussi vite un surjet aussi symétrique. Le fil de nylon, plus fin qu'un cheveu, soudait le greffon de Rose à la cornée de Jean-François avec une précision prodigieuse. Rien n'échappait aux yeux du patron, saisissant au travers du microscope opératoire le moindre défaut : un petit décalage des berges du greffon, un pincement de l'iris, le saignement d'un fin vaisseau, la tension trop grande d'une suture, qu'il s'empressait de corriger avec une pointe d'impatience.

« Alors, vous ne coupez pas le nœud ? » Le patron le rappelait à l'ordre. Éric s'était laissé distraire par la turbulence de ses pensées. Il remerciait pieusement Rose. Lui seul pouvait le faire, car lui seul savait. Personne d'autre n'aurait ce privilège, sinon les écritures secrètes de la Banque des yeux, mais elles resteraient immergées dans les codes consacrés de l'informatique. Lui était le témoin vivant, pensant, plein de cette mémoire.

« Le double surjet est une belle invention, dit le patron. Voyez la faiblesse de l'astigmatisme au kératomètre. Demain et après-demain, je retoucherai le 12/0 pour le diminuer encore s'il est important. » Après un silence : « J'ai toujours pensé que la greffe de cornée était une communion ; bien loin de moi l'idée de blasphémer, mais cette cornée-hostie qu'un mort offre avant sa mort à ce vivant qui la reçoit, cela ne vous dit rien ? »

Éric balbutia pour lui-même ce qu'il avait murmuré tant de fois dans sa jeunesse : « Ceci est mon corps, donné pour vous. » Le patron s'était tu, l'atmosphère s'était un instant tendue.

L'anesthésiste lança : « Cette greffe est superbe. L'œil a retrouvé une apparence tout à fait normale. »

Sur l'écran de télévision, seuls les surjets, à peine visibles, distinguaient l'œil opéré d'un œil normal. Les reflets du filament de la lampe axiale du microscope animaient cet œil d'une vie potentielle que rejoindrait demain celle des pensées que Jean-François jetterait en lui.

Au début de l'après-midi, Éric rencontra Catherine. Il la rassura en lui disant l'excellent déroulement de l'opération. Il alla avec elle voir Jean-François qui se réveillait, lui dit tout l'espoir qu'il y avait de vivre une bonne évolution de sa greffe. Catherine resta auprès de Jean-François ; elle lui tenait la main, lui promit de téléphoner le soir à Florence. Le premier pansement aurait lieu le lendemain vers huit heures.

Vers seize heures, Éric appela Sylvie. Il eut du mal à la joindre car aux Galeries Lafayette où elle travaillait, elle allait constamment d'un département à un autre. Enfin elle lui répondit.

« J'avais hâte de te parler. Je ne t'ai rien dit ce matin, tu dormais tant... Te souviens-tu même que je t'ai embrassée ?

— Bien sûr, dit-elle, je dormais beaucoup mais seulement d'un œil. As-tu bien travaillé, bosseur de l'aube ? Moi je n'ai commencé qu'à dix heures. Dis donc, ton café soluble, il est dégueulasse. Le mien est bien meilleur. »

Voilà que ça commence, se dit Éric. « Il est très

bon, c'est celui que l'on boit chez mes parents depuis vingt ans, mais si tu veux acheter le tien, je changerai. Depuis hier soir, je me suis rendu, je suis ton esclave. Je n'ai pas écouté les nouvelles ce matin, je ne sais pas si le monde tourne toujours à l'endroit, à cause de toi.

— Bravo, dit-elle, c'est comme ça que ça commence ! mais Éric, tu me plais, je suis amoureuse de toi, je suis impatiente de te revoir. Ce soir ? Veux-tu ? Viens chez moi, je te ferai un repas surgelé superbe comme tu n'en as jamais eu. Tu peux amener ta brosse à dent si tu veux, je ne serais pas contre. »

Éric n'hésitait pas sur le fond, mais sur le lieu où il habiterait ce soir. Cela changeait ses habitudes.

« Alors, dit-elle, tu ne réponds pas ?

— Je viens. À sept heures, je serai là. »

Ils se jurèrent qu'ils s'aimaient. Elle raccrocha. Éric retrouva la salle où il travaillait. On le demandait en urgence en salle d'opération, il fallait aider l'adjoint du patron. Pendant l'intervention, il se sentit un peu las. Il pensa à la vie qui l'attendait et qui exigerait sans cesse qu'il allie ses devoirs à ses plaisirs.

Dans son lit, Jean-François était calme. Il ne souffrait pas. Son œil droit était recouvert d'une simple rondelle oculaire maintenue par du sparadrap. Il s'étonnait d'être aussi peu protégé, mais il sentait à peine son œil. Tout au plus était-il un peu gêné quand il le remuait sous ses paupières. Il avait gardé l'œil gauche ouvert et y voyait la vie comme au travers d'une vitre dépolie, à la manière de cette dernière année où tout le monde extérieur lui était apparu flou et souvent indéchiffrable. Il se sentait bien, peut-être même un peu euphorique, parce qu'il était libéré de l'angoisse qui l'étreignait la veille et parce que son corps gardait encore quelques traces des substances qu'on lui avait injectées pour l'endormir. Il était seul. À peine entendait-il des pas dans le couloir : l'un à peine audible, comme un frottement de semelles souples, était celui de l'infirmière qu'il préférait. Elle frappait délicatement à sa porte avant d'entrer et sa voix était charmante. L'autre était sec comme un claquement de semelles de sabots, ce qui le gênait un peu.

Il se sentait embarqué vers un destin qu'il ne dirigeait pas, qui lui appartiendrait sans qu'il y puisse rien changer. Le greffon qu'il avait sur l'œil et dont il essayait d'imaginer ce qu'il était – le lui avait-on même expliqué, il ne le savait plus ? – détenait la clé de son avenir. Il l'imagina comme une sorte de plaque cousue sur sa cornée après qu'on en avait retranché une partie. Lui, l'artisan, ignorait tout de l'artisanat auquel il s'était soumis. Il avait assisté autrefois, avant son accident, à la retransmission télévisée d'une greffe de cornée, mais il n'avait rien compris. Avait-il même regardé, avait-il écouté le commentaire ? Cela faisait partie de ces émissions vers lesquelles la curiosité porte le public sans qu'il désire vraiment connaître le fond du problème. C'était une information, une idée jetée dans la tête sans souci réel d'éduquer. Depuis son accident, il avait assisté à une autre émission, il avait écouté et compris le commentaire, mais les images, il ne les avait pas vues. Ainsi, les gestes que l'on avait accomplis pour lui, il ne les imaginait que très vaguement.

À aucun moment il ne pensa au donneur du greffon. Chaque fois que sa pensée cheminait dans ce sens, elle s'évanouissait comme fumée au vent. Elle semblait se protéger et presque refuser le dépôt biologique qui lui avait été confié. Il pensa à Catherine. Elle était à l'hôtel, il avait entendu sonner dix heures. La nuit était tombée doucement derrière le rideau vénitien de sa chambre. Il percevait de son œil gauche le clignement régulier d'une annonce au néon, verte puis rouge, dans la rue voisine, qui l'agaçait. Il supposa que Catherine était déjà couchée, épuisée par les émotions de la journée. Heureusement, la ponctualité avec laquelle son opération avait été exécutée avait évité toute inquiétude inutile. Catherine l'attendait dans la chambre à son retour de la salle d'opération. Elle avait été émue de le voir tout amolli par le reste de sommeil anesthésique qui l'immobilisait. Aux questions qu'elle lui posait, il répondait d'une voix embarrassée ou par un hochement de tête, mais avec une logique qui l'avait rassurée. Elle l'avait aidé à prendre l'alimentation légère qu'on lui avait autorisée quelques heures plus tard. Jean-François avait beaucoup somnolé dans l'après-midi après qu'Éric lui eut confirmé, en sa présence, le bon déroulement de l'intervention. Ils avaient échangé peu de mots.

Elle l'avait embrassé très tendrement sur la joue gauche avant de le quitter, avait téléphoné à sa mère et à Florence, était à présent dans ce petit lit d'hôtel où Jean-François l'imaginait au travers d'images recomposées qui n'avaient aucun lien avec la réalité qu'elle seule vivait. La chambre était mesquine ; tout y était réduit à l'excès, l'espace, la salle d'eau, la hauteur du plafond, de même que l'hygiène. Mais elle n'y dormirait que deux nuits. L'hôtel était très proche de l'hôpital et bon marché. Elle ne parvenait pas à s'endormir malgré sa fatigue. Ses yeux étaient grands ouverts dans la nuit et scrutaient le plafond dont elle soupçonnait les défauts, dans la lumière crépusculaire qui diffusait à partir d'un réverbère et s'infiltrait au-dessus du rideau de la fenêtre. C'était la première fois qu'elle dormait seule depuis la première hospitalisation de Jean-François, aussitôt après son accident. Encore alors dormait-elle chez elle, dans son lit ; ici, elle était comme abandonnée. N'était-ce pas l'aboutissement infiniment triste de la solitude qu'elle éprouvait depuis quelques mois, même en présence de Jean-François ? Elle essaya de balayer cette idée qui l'envahissait, qui prenait vie dans cet endroit inconnu, hostile, et s'y accrochait, devenant une évidence. Elle songea qu'elle était ici aussi pour que tout changeât, pour que cesse cette sorte de protection dont elle avait entouré Jean-François et de laquelle était né, peu à peu, son propre isolement. Alors qu'elle aurait dû se réjouir du déroulement heureux de ce jour crucial, elle se sentait envahie par une profonde détresse dont elle s'expliquait mal les causes. Elle s'en voulait mais ne pouvait résister à cette onde de malheur projetée sur l'instant qu'elle vivait et qui résultait de l'émergence aiguë de toutes les pensées non avouées, non développées au cours des mois précédents.

Sa vie avec Jean-François avait été saccagée par cet accident et l'arrangement qu'elle avait organisé avec lui pour le supporter avait masqué les tares douloureuses du compromis dans lequel elle s'était engagée. Ce soir, elle découvrait qu'elle était malheureuse à cause d'elle-même. Certes, l'accident de Jean-François était responsable et peut-être aussi un peu Jean-François, mais les conséquences de sa manière de le vivre, à elle, avaient induit, malgré les apparences, ce douloureux sentiment d'échec. Elle s'était confiée à Jean-François quand elle l'avait connu, dans une sorte d'élan amoureux, quoique raisonné. Ses qualités l'avaient touchée. Pendant les premières années de leur vie, ils avaient vécu un bonheur tranquille, modeste mais fort, en avaient quillé leur amour qui, comme un beau voilier, traçait alors le chemin de leur avenir. Catherine n'était pas capable d'analyser ce qui s'était passé après l'accident, dont les nuances accumulées, jour après jour, disparaissaient désormais derrière cette grisaille qui la cernait. C'était injuste pour Jean-François, pour elle-même, et elle s'indigna que l'espoir la quittât, alors qu'elle aurait dû le retrouver. Elle avait peur de l'avenir, doutait d'elle soudain fondamentalement, pensait avoir épuisé toutes ses ressources, toute son énergie, tous ses stratagèmes, et pourtant elle aimait Jean-François.

Elle s'endormit très tard. Son assoupissement fut entrecoupé de brèves lueurs de conscience angoissée, d'images, d'actions inexprimables qui finirent par s'engloutir dans le sommeil profond du petit matin. Jean-François, lui, avait facilement cédé au sommeil ; il s'était endormi en pensant au Jardin des Plantes d'Avranches. Toutes les fleurs épanouies en larges brassées avaient illuminé ses yeux des couleurs qu'il leur avait imaginées, plus éclatantes, plus variées, plus réelles qu'il n'y en eut jamais.

Chapitre 5

Le lendemain, jeudi

Éric avait été surpris de se retrouver rue de Rivoli, quand le réveil de Sylvie, cette sonnerie inhabituelle et traînante, l'avait tiré de son profond sommeil. Elle lui avait demandé de ne pas mettre le réveil, « pour une fois ». Décidément, ces gens de la mode, de la décoration étaient bien futiles ! Sylvie n'avait qu'une idée vague du sérieux du travail d'Éric. Elle avait cédé, mais n'admettait pas vraiment qu'il n'ait pu se rendre à l'hôpital un peu plus tard pour une fois.

« J'ai mes pansements à faire avec le patron, à huit heures. Comprends-tu ?

— Si ce n'est que ça, dit-elle, tu pourrais les faire plus tard, ou laisser ton patron les faire tout seul, pour une fois. Il ne t'en voudrait pas. »

Éric avait cédé d'une demi-heure, avait réglé le

réveil sur six heures et demie. Il se leva rapidement, en regrettant la chaleur de ce lit qu'il devait quitter. La vie qu'il menait depuis peu lui parut soudain irréelle, totalement bouleversée par Sylvie qui lui apprenait à déplacer en lui l'ordre des valeurs qu'il s'était fixé. Il gloussa à l'évocation des arguments qu'elle lui opposait, repensa à cette soirée télé d'hier, après le dîner, et à son surgelé. Pas si mal ! La manière dont elle s'était enlacée à lui pendant l'émission qu'ils regardaient, dont elle l'avait détourné pour finalement le réduire à sa merci. Incroyable ! Elle avait été irrésistible et délicieuse. Éric n'en revenait pas de l'allégresse qu'elle lui offrait, de ce don qu'elle avait de le séduire, de cet amour qu'elle lui portait et dont il se sentait fier. Vraiment, elle lui enseignait une manière de vivre que personne ne lui avait apprise auparavant. Son goût du présent, si fragile pourtant, déplaçait tout en lui. Avant de la connaître, il n'était qu'austérité. L'hôpital lui parut presque ennuyeux ce matin. Il refoula cette idée, mais il est vrai que la semaine qu'il venait de vivre avait bouleversé ses goûts et ses habitudes. Il y avait là un petit miracle. Ce miracle, c'était Sylvie. Il alla la voir avant de partir. Comme la veille, elle dormait. Il approcha sa bouche de son cou qu'il embrassa. Comme la veille, elle murmura quelques paroles incompréhensibles, puis se retourna. Le drap, dans son mouvement, la découvrit. Elle lui offrit involontairement le spectacle de la beauté de son corps. La ligne longue et souple de ses jambes, son bassin étroit, son ventre plat. C'est l'image qu'il emporta d'elle en courant dans l'escalier pour rejoindre l'hôpital qu'il avait décidé de gagner à pied, tant il était proche du studio de Sylvie.

Éric avait tout juste eu le temps de se préparer avant le début de la visite du patron. Celle-ci avait gardé son importance, malgré les grands changements survenus dans la pratique médicale moderne. Certes, les discussions se faisaient davantage dans les réunions hebdomadaires du service qu'au lit du malade, mais la visite était l'occasion de développer des contacts plus étroits et plus longs qu'à l'habitude, entre le patron, les internes, les infirmières et avec le patient. C'est pourquoi il était important qu'Éric y fût présent. Elle avait lieu selon un rituel précis, chambre après chambre. L'externe ou le stagiaire étranger présentait le cas du malade. L'interne donnait des précisions, le patron interrogeait, expliquait, rassurait, proposait. Le point était ainsi fait sur chaque cas qu'il développait en en faisant un exemple précis, tout en avançant les théories de la maladie auquel il se rapportait. Parfois, quand le patron était de bonne humeur, l'exposé s'égarait vers la biologie, parfois la philosophie, avec de petites incursions historiques ou anecdotiques. Ce matin, la visite se déroulait rapidement. Le programme chirurgical de la veille avait comporté beaucoup de cataractes dont l'évolution était simple. Le petit groupe s'était rapproché de la chambre huit. Avant d'entrer, le patron fit un rappel de l'accident qui avait opacifié les cornées de Jean-François et des motifs qui l'avait décidé à opérer. Un externe posa la question d'une éventuelle greffe sur le second œil. Le patron répondit qu'elle serait possible mais après un assez long délai, plus d'un an après la première greffe et probablement dans le respect d'une compatibilité HLA. L'externe souhaita en savoir davantage.

Le patron s'engagea dans une longue explication sur l'immunologie de la greffe. Éric et les autres élèves étaient, comme à chaque fois que le patron prenait la parole, très attentifs à la méthode avec laquelle il enchaînait ses arguments, choisissait les images, associait les idées. Tout était si clair, à force d'expérience, que nul n'aurait voulu perdre un seul mot de son discours. Une question lui fut posée sur les qualités du donneur.

À ce mot, Éric songea à Rose. Quelques images aiguës traversèrent son esprit et une idée précise qui la lui fit imaginer quelque part, déjà si modifiée, si altérée. Le patron continuait : « ...les qualités du donneur sont naturellement essentielles. Elles sont à présent contrôlées par les laboratoires des banques des yeux... ».

La voix du patron disparut pour Éric. Devant lui flottait l'image de Rose, sa vie disparue, les circonstances dans lesquelles il l'avait rencontrée. Ce matin de la semaine dernière, quand le patron lui avait donné l'ordre de prélever ses cornées, et la peur qu'il avait eue d'être en retard, cette tache, enfin, que la mort de Rose avait jetée sur ce jour de bonheur qu'il avait préparé, cette couleur particulière qu'elle avait donnée à la première partie de son voyage avec Sylvie. L'évocation de son amie raviva l'image de son corps endormi auquel il s'était arraché, il y avait si peu de temps encore... Il fut surpris par la question du patron qu'il ne comprit pas.

« Avez-vous fait le premier pansement ?, répéta celui-ci.

— Non, monsieur, je vous attendais. »

Ils entrèrent dans la chambre. Jean-François était immobile dans son lit. Il soupçonna de son œil libre l'entrée du groupe dans la chambre.

« Comment s'est passée la nuit ?, questionna le patron.

— Bien. »

Ce fut tout ce que répondit Jean-François. Sa voix était mal assurée. On le sentait recroquevillé dans son lit et inquiet d'aborder le verdict que ces médecins venaient à l'aube, alors qu'il était à jeun, lui annoncer. L'infirmière présenta au patron l'alcool pour lui laver les mains ; la serviette pour les essuyer. Il décolla avec beaucoup de douceur le sparadrap collé, puis le pansement, lava les cils agglutinés ; d'une petite pression, ouvrit les paupières ; de sa torche, il éclaira l'œil de Jean-François. Il était magnifique, le greffon reflétait la lumière qui l'éclairait d'un superbe éclat. Il laissa se refermer les paupières. Un silence s'installa que personne n'osait troubler. Le patron remarqua que

Jean-François pleurait. Des larmes coulaient sur ses joues.

« Qu'y a-t-il, pourquoi pleurez-vous ? Tout est superbe en cet œil.

— Je vois, professeur, je vois comme je n'ai jamais vu depuis mon accident ! »

Il s'étrangla d'un sanglot en terminant sa phrase. Ils étaient tous muets autour de lui. Il ajouta :

« C'est un peu flou bien sûr, mais quelle différence... Vous êtes cinq dans la chambre. » Après un temps : « Je vois... Vous avez deux stylos dans votre poche... Votre nom sur votre badge... Je le déchiffre... presque ! »

Jean-François cessa de pleurer. Il avalait ses larmes. De son œil, il traquait tout autour de lui, les preuves de sa nouvelle vision.

« Vous ne remettez pas de pansement », dit le patron après avoir instillé les gouttes de collyre dans l'œil.

« Je peux rester comme cela ?

— Oui, sans danger, ne frottez pas l'œil, quoiqu'il soit solide. On ne remettra un pansement que cette nuit. Je vous reverrai demain matin et vous repartirez chez vous. »

La joie inonda le visage de Jean-François. Ses rides, oubliées depuis son accident, s'animèrent, ses yeux devinrent souriants. Sa bouche se détendit, les plis de son front semblaient se creuser aux efforts qu'il faisait pour voir. Une mimique perdue se retrouvait soudain, messagère d'une immense, d'une incomparable joie. Jean-François réhabitait son visage, celui que Catherine avait découvert à leur rencontre et qu'elle avait vu se figer progressivement dans le masque des mal-voyants et sur lequel depuis longtemps elle ne lisait plus rien. Éric, de l'autre côté du lit, pensa que Rose avait jeté ce matin, sur l'œil de Jean-François, l'éclair de sa vie, cet éclair qu'il avait cueilli, lui, alors que Rose s'éteignait à jamais, cet éclair qui aurait disparu pour toujours si elle n'avait décidé de le lui confier. Tous sortirent heureux de la chambre de Jean-François. On devina que le patron savourait le bonheur que les malades lui offraient dans ces moments où ils retrouvaient leur raison d'espérer. Ce bonheur, tout professionnel, l'avait aidé, soutenu, même aux pires moments de sa vie. Il donnait de la valeur à certains jours qui n'en avaient pas. Tous autour de lui avaient le privilège d'en prendre une petite part. C'était cela la saveur d'un métier, qui justifiait tant d'efforts, tant de risques, tant de servitude. Éric et tous ceux qui l'entouraient en étaient pénétrés.

Resté seul, Jean-François se sentit comme abasourdi. Pour mieux voir de son œil opéré, il masquait l'autre avec sa main. Il testait sa vision sur tout ce qui tombait sous son regard. Il eut la tentation de prendre le magazine que Catherine avait laissé la veille, hésita. Il avait peur de ne pouvoir lire. Toutefois, en regardant dans sa direction, il lut parfaitement : *Elle.* Ce fut un choc. Le visage de la jeune femme en couverture lui apparut avec une précision suffisante pour qu'il jugeât qu'elle avait les yeux bleus, que sa coiffure était courte. Il n'hésita plus, s'en saisit. Sur la page de couverture, il lut les titres des principaux articles contenus dans le magazine : « Prêt à porter : derniers modèles de la collection hiver », « Comment se faire aimer ». Il sourit, il rit, il gloussa de plaisir... Seules, tout en bas, deux lignes lui échappaient, mais il les devina composées de très fins caractères. Il gonfla la poitrine d'une forte aspiration comme pour accorder un temps à sa joie. On frappa, on lui apportait son petit-déjeuner. Il avait faim. Il vivait un merveilleux moment, comme la jeunesse seule permet peut-être de les vivre, sans arrière-pensée, et totalement consacré au présent. À l'instant il n'y avait en lui aucune sorte de doute. Catherine et lui-même n'avaient pas songé qu'il serait capable de l'appeler à l'hôtel. Elle ne lui avait pas laissé de numéro de téléphone ; c'était elle qui devait l'appeler. Elle le fit assez tardivement dans la matinée, alors que Jean-François commençait à s'inquiéter. Il ne lui laissa pas le temps de lui dire les raisons de son retard, les turbulences de son sommeil.

« Viens vite, dit-il, que je te vois, car je vois, je vois tout. C'est un miracle. »

Les mots pénétraient presque avec violence l'oreille de Catherine. Tout était confus dans sa tête encore pleine du sommeil heurté de sa nuit. Le malheur qui l'habitait et cette promesse qu'elle n'attendait plus, si soudaine, si forte ! L'émotion qui l'assaillit fit jaillir ses larmes. Elle pleurait pour la joie de Jean-François, elle pleurait pour elle-même, confusément, elle ne savait pourquoi, mais elle pleurait irrésistiblement. Jean-François le comprit :

« Ne pleure pas, tu es folle, je suis joyeux. »

Il avait oublié qu'il avait pleuré lui-même.

« J'arrive », dit-elle, et elle ajouta : « Je suis heureuse, follement heureuse pour toi. »

Elle arriva bien avant l'heure autorisée pour la visite. Éric lui permit de voir son mari. Quand elle entra dans la chambre, Jean-François était assis dans un fauteuil. Il s'était rasé avec son rasoir électrique, mais il était bien rasé. Catherine le remarqua. Ce qui la saisit surtout, ce fut l'agilité de son regard, l'éclat de son œil droit. Il lui sembla qu'il portait presque un petit diamant, plein d'éclats. Cet œil la suivait, cet œil lui parlait. Elle retrouvait dans le visage de Jean-François cet air bon enfant réjoui qui l'avait attachée à lui lorsqu'ils s'étaient rencontrés à Jullouville. Elle fut surprise, non pas de le retrouver, mais de l'avoir perdu pendant tant de mois. Elle se rendit compte soudain de l'importance du langage du visage, ce parler direct, instantané dans lequel les traits mais surtout les yeux disent en un éclair tout ce qu'il est inutile de dire et tout ce qu'il est important de savoir. Elle se remémora, tandis qu'il la serrait dans ses bras, ce que leurs yeux s'étaient dit quand ils s'étaient aimés pour la première fois. Elle scrutait sur son visage qui se penchait vers elle, le retour de son regard, cette fontaine de sentiments par laquelle il déversait sur elle toute la tendresse qu'il avait retenue malgré lui pendant si longtemps. Elle trouva soudain ridicules l'angoisse, la désespérance qui l'avaient torturée toute la nuit ; dans quel recoin ténébreux de son âme était-elle allée chercher ces lances de malheurs qui la transperçaient et ce doute immense sur ses capacités à vivre l'avenir qui s'annonçait. Cette nuit, dans cette chambre sordide, elle avait libéré les démons qui l'habitaient depuis des mois alors qu'elle faisait face et qu'elle forgeait seule leur vie à tous les deux. Elle n'en pouvait plus de jouer, d'inventer, de créer, devant ce témoin en rupture de vie qu'était Jean-François. Elle comprit qu'elle venait de retrouver son regard et qu'aussi, elle avait besoin d'être regardée pour concevoir un intérêt pour la vie, d'être regardée et non pas suivie, vaguement localisée ou perçue, mais regardée. Car le jeu des yeux qui vous admirent, qui vous aiment, qui vous lancent toutes les nuances que les sentiments les plus divers font éclore à leur surface crée en vous cette nécessité d'y répondre, d'entretenir le langage des pupilles dont les éclats sans cesse recomposés sont une sorte d'alphabet subtil de l'amour.

Catherine et Jean-François étaient muets. Ils ne trouvaient pas les propos adaptés à ce qu'ils vivaient. Tout était allé si vite, tout avait été bouleversé en si peu de temps qu'ils se sentaient confondus par cette situation qu'ils avaient pourtant espérée, mais à laquelle, peut-être, ils ne croyaient pas ou ne voulaient croire, de peur qu'elle ne survînt jamais.

« Je sors demain, dit Jean-François. Tu peux réserver les billets de retour pour le train de demain après-midi. J'ai très peu de soins. Le docteur d'Avranches me verra dans une semaine. Je reverrai le professeur dans un mois. »

Ainsi, ce qu'ils avaient attendu leur était livré et remis entre les mains. C'est avec un avenir qu'ils repartaient alors qu'ils étaient arrivés écrasés par le fardeau de leur récent passé. Ils se sentaient très légers, trop légers soudain, comme portés par une force nouvelle qui allait leur imposer l'apparence des lendemains à venir, une sorte de redistribution des rôles dans lesquels ils retrouveraient la liberté de choisir, celle qu'ils avaient perdue depuis ce terrible accident.

Ils quittèrent l'hôpital le lendemain. Jean-François s'était habitué à sa nouvelle manière de voir. Il en avait compris les atouts et les limites. Éric lui avait expliqué que ni la forme ni la surface de son greffon n'étaient parfaites, mais qu'elles le deviendraient progressivement. À l'échelle de lecture, Jean-François avait bien lu les lettres des deux plus grosses lignes et même deviné certaines de la troisième. De près, il avait assez bien déchiffré les petits textes de lecture, il avait pressenti qu'il pourrait sans doute bientôt relire. Jean-François était inquiet de quitter l'hôpital mais Éric l'avait rassuré en lui expliquant le rôle des collyres, qu'il était nécessaire d'instiller chaque jour avec application dans son œil. Il lui avait remis un rapport pour le médecin d'Avranches et ils se reverraient dans un mois.

Toutefois, Jean-François redoutait d'affronter le monde. Celui de toutes les vérités qui le suffoqueraient dès qu'il franchirait les murs de l'hôpital. Il avait le sentiment qu'il bénéficiait entre ces murs, auprès d'Éric et des infirmières, d'une grâce visuelle en laquelle il n'avait qu'une confiance fragile. Jean-François doutait de sa résistance au feu de la vie, celle qui allait l'inonder d'images qu'il s'était habitué à ne plus recevoir, à ne plus interpréter dans la crudité de leurs messages. Ses premiers pas au bras de Catherine le rassurèrent tout à fait. Ces deux dixièmes d'acuité visuelle, aussi imparfaits qu'ils fussent, lui donnèrent l'impression qu'ils le réinséraient avec aisance dans le monde. Tout était beaucoup plus simple qu'il ne l'avait pensé. Il s'étonnait de retrouver aussi facilement le monde d'autrefois, tel qu'il l'avait quitté. Il éprouva une grande joie à découvrir l'animation de la gare Montparnasse qu'il avait traversée dans le bruit, sans la voir, trois jours auparavant. Il devina plus qu'il ne lut le numéro du quai, de même que celui de la voiture dans laquelle ils montèrent. Il avait demandé à Catherine d'acheter *Ouest-France* pour tenter d'y lire quelques titres, même s'il lui était impossible de déchiffrer l'article qui les résumait. Il voulait ainsi renouer avec sa ville, directement, sans intermédiaire. Catherine s'en réjouissait mais demeurait inquiète. Elle savait qu'on avait recommandé à Jean-François d'utiliser son œil comme il l'entendait. Cependant, elle craignait qu'il n'en fît trop.

Le voyage fut un vrai bonheur. Le soleil l'avait ébloui en cette fin d'après-midi alors qu'il était assez bas à l'horizon. Lorsque les nuages le découvraient, Jean-François avait éprouvé une douleur brève et aiguë dans l'œil, qui s'était répétée à chaque apparition du soleil. Il avait baissé le store durant la première partie du voyage et ne l'avait relevé que lorsque le soleil avait atténué sa lumière dans la brume de l'horizon. Alors, tout ce qu'il avait pu voir, il l'avait regardé comme pour la première fois. Quoiqu'il ait vécu toute sa jeunesse autour d'Avranches, il se surprit à penser qu'il n'avait jamais réellement profité de cette joie que semaient sur les vertes prairies les têtes fleuries des pommiers éclairés par la rose lumière du soir. Le ciel qui semblait retenir le soleil encore un peu pour lui en ce jour exceptionnel l'attirait vers son insondable mystère. Il retrouva presque des pensées de prière. Il formula une sorte de remerciement, intimement lié à son bonheur présent, qu'il offrit à l'immensité dans laquelle il noyait son regard retrouvé. Il eut conscience qu'il n'avait sans doute jamais pris la mesure de son existence dans le monde, et que toutes les beautés que celui-ci lui avait offertes, il ne les avait pas vues. Il eut comme un doute sur sa vie d'antan. Pour la première fois, il était spectateur du monde. Les ombres des maisons, des clochers de village, des grands arbres, s'allongeaient, tournaient devant ses yeux en une sorte de ballet qui l'étourdissait. Les pièces d'eau tranquilles offraient au ciel les reflets mordorés du soir. L'esprit des hommes animait tout ce spectacle grandiose d'un jour qui meurt sur leur terre et l'offrait à celui qui passait.

Jean-François se sentit redevenir à la fois lui-même et un autre qu'il ne connaissait pas et qui l'étonnait. Il regarda Catherine. Elle s'était endormie la tête appuyée sur la têtière de la banquette. Juste en face de lui, un reflet roux de lumière tombante éclairait son visage. Il ne l'avait pas regardée depuis presque un an. L'avait-il même regardée dans la période qui avait précédé son accident ? L'homme est ainsi fait qu'il peut ne plus écouter ni voir ceux qu'il aime vraiment. Mais il se sentait autre, différent de celui qui n'avait pas su voir, la voir, elle, qu'il aimait. Il s'appliqua autant qu'il le put à l'observer. Son visage paraissait détendu, ses traits s'étaient relâchés dans son sommeil, sa tête dodelinait doucement. Comme elle lui parut charmante, à l'instar d'autrefois. Il aimait ses lèvres. Il en suivit de son œil le dessin bien qu'il fût un peu flou. Il aima sur sa lèvre inférieure légèrement décollée de la supérieure, une petite lame humide de salive qui brillait. Il en eut l'avant-goût d'un baiser. Ces lèvres étaient sensuelles mais d'une façon discrète, juste assez charnues pour qu'on les sente pendant le baiser, mais souples, de saillie modeste, juste ce qu'il fallait pour qu'elles portent sur elles une grâce sans offrande abusive de féminité, ce qu'il haïssait chez les femmes. Ses deux fossettes étaient là, qui donnaient à son sourire cet irrésistible pouvoir de le conquérir. Comme il y avait été sensible la première fois qu'il l'avait vue ! Ses grandes paupières étaient closes. Il s'aperçut qu'elle avait des yeux assez globuleux. Il ne l'avait jamais noté. Ses cils étaient toujours aussi longs. Il lui sembla qu'ils portaient même une ombre sur ses joues, mais il n'en était pas sûr. Ses mains, les avait-il jamais regardées comme en ce jour ? Elles étaient posées à plat sur sa jupe. Il fut frappé par la finesse et la longueur de ses doigts. Il aimait leur caresse, repensa à tout ce qu'elles lui avaient offert ; il osait repenser à l'amour. Comme il l'avait aimé avec Catherine. Il avait gardé en lui les images de leurs premières rencontres comme des morceaux de bonheur sur lesquels on aime revenir toute sa vie. Catherine l'avait beaucoup aidé pendant ces derniers mois. Elle avait été bonne avec lui, devenu si pitoyable... si injuste parfois. Dans son sommeil, le corps de Catherine avait pris une pose vraiment exquise. Petite, amollie, elle semblait posée là sur cette banquette comme une poupée. Il fut ému par son bassin porté en avant et ses deux cuisses fines qui soutenaient ses mains, par ses jambes allongées, par ses pieds petits. Un train croisa le leur. La bourrasque sonore qu'il déclencha la réveilla. Elle surprit Jean-François qui l'observait et en fut heureuse. En souriant, elle lui découvrit ses petites dents blanches, l'attendrissant message de ses fossettes. Il eut envie de l'embrasser. Elle le comprit. Ils étaient seuls dans le compartiment, en cette fin de voyage. Ils s'approchèrent l'un de l'autre, se regardèrent comme autrefois pendant que leurs lèvres se rejoignaient. Ce fut un long baiser dont ils avaient saisi l'intention dans leurs regards retrouvés et qui conjurait tant d'autres souvenirs amers, qu'ils tuaient en cet instant de bonheur fragile ; ils eurent au même moment le souhait intense et inquiet de préserver à jamais ce bonheur.

Le retour à Avranches fut pour Jean-François une longue mais encourageante épreuve. Une question l'obsédait : quand reprendrait-il son travail ? Pourrait-il même le reprendre ? Une visite à son patron le rassura. On avait prévu de lui confier à son retour la gestion du marché local. Jean-François connaissait tous les secteurs de la petite usine où il avait toujours travaillé. Son patron avait pensé que cette expérience particulière de la fabrication ferait de Jean-François le meilleur propagandiste de la maison. La part de lecture qu'exigeait cette nouvelle fonction était modérée. Dans ces conditions, le docteur Harand sembla décidé à autoriser la reprise après la première visite de contrôle qui aurait lieu quatre semaines plus tard. Ces perspectives encourageaient Jean-François. Tout était prétexte à développer sa nouvelle perception des choses : marcher et reconnaître tous les lieux qu'il avait aimés, identifier ses amis au hasard des rencontres, les aborder enfin au lieu d'être abordé. Il affirmait ses gestes, il s'exerçait à lire et constatait que lentement mais régulièrement, il progressait. Lui, si introverti, parlait, proposait, animait. Surtout, il occupait son temps d'une façon tout à fait différente de celle qu'il adoptait autrefois. Inconsciemment, il brisait un à un les rituels qui l'avaient aidé à vivre ; ses horaires, ses itinéraires, tout était désormais différent. Il s'accorda par exception une promenade au Jardin des Plantes, auquel il voulait au fond de lui-même rendre grâce... Cette promenade avait été pour lui chaque jour une manière de tuer ce temps dont alors il ne savait que faire. N'y avait-il pas pressenti qu'il serait opéré avant que n'éclate la blancheur des marguerites ? Ce signe qui lui avait été offert gardait d'autant plus son mystère que sa prédiction avait été exaucée. Le dimanche suivant son retour ils remontèrent, Florence, Catherine et lui, la rue du Jardin-des-Plantes. Tout en ce chemin lui parut estimable d'un seul coup d'œil. En son regard si partiel, chaque élément du décor s'inscrivait avec une telle rapidité que distance, objet, climat conjuguaient l'évidence. Jean-François fut surpris de la disponibilité que cette habitude de chacun à percevoir instantanément le monde laisse à l'esprit. Tout était redevenu si vrai, si simple, chemin, bosses, nuages, fleurs saisis au travers de leur brève apparition.

« L'interne m'a dit que j'avais beaucoup de chance d'avoir une aussi bonne vision si peu de temps après l'opération. Il m'a bien précisé que le greffon était magnifique. » À ces mots, Catherine s'attendit à ce que Jean-François parlât du donneur. Il n'en fit rien. Depuis l'opération elle s'étonnait qu'il n'y ait jamais fait allusion. Par le silence qui suivait cette phrase allègre, elle supposa qu'il avait une réticence à le faire. Peut-être était-il utile de l'aider à formuler ne serait-ce qu'une brève pensée à la hauteur de leur merveilleux bonheur. Elle dit à faible voix :

« C'était un excellent donneur. »

Jean-François ne releva pas ce propos. Aussi, consciente soudain de l'incongruité de son insistance, enchaîna-t-elle vivement :

« Regarde le mont, quelle couleur étrange il a aujourd'hui. Il fait si beau. On ne sait s'il est bleu ou rose. Il est difficile de le distinguer dans toute cette vapeur qui recouvre la baie. »

Jean-François n'avait pas revu le Mont-Saint-Michel depuis son accident. Il s'appuya sur la grille de l'esplanade, mit ses deux mains comme des jumelles devant ses yeux, comme il le faisait souvent depuis qu'il avait remarqué que le tunnel qu'il formait avec ses doigts améliorait beaucoup sa vision.

« Je le devine, dit-il, je le vois. Quelle merveille ! » Et déplaçant légèrement son regard vers la droite : « Tombelaine aussi, oui Tombelaine. Et pourtant il est recouvert par la brume ! C'est formidable, je vois à plus de cinq kilomètres. Te rends-tu compte ? Et la Sée et la Sélune qui brillent toutes deux, comme deux serpents. »

Il abaissa les mains. Son visage était transfiguré,

comme lissé par une douce et émouvante assurance, celle de voir comme autrefois. Il avait retrouvé ce qu'il voyait « avant », ce paradis qu'il avait perdu. Catherine l'observait face à ce panorama qu'il avait reconquis. Le simple regard qu'il y avait jeté semblait souder ce belvédère où il était à l'immense baie dont les traits tremblaient dans l'air tiède de cette belle journée. Le silence était impressionnant. Tout comme aux îles Chausey ! Catherine fut surprise par cette analogie, furtivement mais suffisamment pour devenir heureuse et grave. Deux adjectifs qui sous-tendaient quelques minutes plus tôt sa pensée, la pensée de ce bonheur que tous deux devaient à un autre, une autre par sa mort. Le bruit du moteur d'un petit aéroplane qui décollait de la piste de Saint-Pair traça son trait sonore dans le pesant silence. Florence demanda à son père s'il le voyait s'élever lentement dans la baie. Elle essaya, vainement, de le lui montrer du doigt alors qu'il disparaissait à l'horizon. Ils revinrent tous trois heureux. Florence d'avoir retrouvé ses parents, Jean-François d'avoir reconquis le monde qu'il aimait, Catherine du bonheur qui leur était offert. De celui-ci, elle ne dissociait pas cet hommage qu'elle rendait à l'auteur de leur bonheur, à celui ou celle qui était la cause de leur joie, de leur délivrance, et sans doute de celle d'un autre mal-voyant qu'elle imaginait porter sur l'œil l'autre cornée offerte. Ce lien extraordinaire, tissé entre ce bienfaiteur anonyme couché en quelque tombe et ces deux êtres qu'elle voyait heureux, lui en imposait étrangement. Elle fit de cette pensée une sorte de prière reconnaissante qu'elle voulait jeter jusqu'à cet anonyme dispensateur de joie. Elle le faisait aussi à la place de Jean-François qui, sans le formuler, portait en lui, du moins le supposait-elle, la même reconnaissance. Tout prouvait qu'elle brûlait en lui, mais d'une façon plus abstraite, plus diffuse. Il était tout au bonheur du présent qu'il vivait, à la fascination de l'instant magique qui le couronnait et auquel il ne voulait porter aucune entrave. Il lui suffisait d'être heureux et de continuer à l'être.

Chapitre 6

Samedi, un mois plus tard

Ce samedi matin, Éric avait rendez-vous avec Sylvie au café de Flore, après sa visite à l'hôpital. Il rangea sa voiture au parking Saint-Germain. Le temps était toujours aussi beau et, en ce début de juin, il portait à la joie. Sylvie était déjà là. Elle lisait un journal de mode, assise au fond de la salle, sur la banquette du coin. Elle ne leva les yeux que quand il se pencha vers elle pour l'embrasser. Ils joignirent leurs lèvres pudiquement.

« Tu es en retard, dit-elle d'un air persifleur.

— Pas tant que cela, je t'avais dit midi et demi, une heure moins le quart.

— Il est une heure sonnée... Ce n'est pas grave, je suis habituée. Tu te couches tôt, tu te lèves tôt, tu arrives en retard ! Il faut s'y faire... mais je t'aime.

Depuis que tu m'as quittée ce matin, j'ai traîné, j'ai rangé, j'ai fait la lessive, des bricoles. J'ai chantonné. Le soleil entrait partout, j'étais heureuse. Tu me rends heureuse Éric. C'est drôle... Tu es un bonnet de nuit et tu me rends heureuse.

— Bonnet de nuit, pas tant que cela. Je suis simplement sérieux.

— Bonnet de nuit, te dis-je. Tu es même sombre parfois. C'est drôle, tu es à la fois joyeux de vivre et grave. Grave, voilà le mot. Je l'ai découvert quand tu m'as emmenée à Tours. Tu te souviens de la tête que tu faisais ce jour-là ? J'y repensais ce matin, après ton départ.

— J'avais mes raisons. Ce n'est pas toujours drôle la médecine !

— Peut-être, mais j'ai cru que tu étais triste de partir avec moi. Tu avais l'air si préoccupé, si absent ! Je t'en ai fait la remarque au restauroute, tu t'en souviens ?

— Bien sûr, je m'en souviens, mais c'était des conditions bien particulières ! J'aurais préféré que tu ne t'en aperçoives pas, mais c'était plus fort que moi. C'est difficile à dire... La mort, tu sais, quand on la rencontre, elle nous parle. Ce jour-là, je l'avais rencontrée et elle m'avait parlé. Il fallait que je digère ce qu'elle m'avait dit. J'ai de mauvais rapports avec elle, tu peux le comprendre !

— Oui, bien sûr, mais c'est ton métier ! Et encore,

vous, les ophtalmologistes, vous la rencontrez rarement. Vous n'avez pas à vous plaindre !

— D'accord, mais c'est dans des circonstances si particulières que l'on peut difficilement échapper à certaines idées pas très gaies.

— On en est tous là... Un jour ou l'autre... »

Éric saisit la réflexion de Sylvie pour dévier la conversation vers des propos plus généraux. Il ne souhaitait pas qu'elle lui posât des questions précises sur les motifs de sa perception spéciale de la mort. Ce n'était ni réjouissant ni utile.

« Tu connais Cioran ?

— Non, qui c'est ?

— Un écrivain roumain, pas très gai. Un monstre de lucidité, mais si pertinent. Si tu le connaissais, tu pourrais entrevoir le genre d'idées qui peuvent courir dans ma tête dans ces moments-là. Rassure-toi, ce n'est que dans ces moments-là. Tout le reste du temps, je fais comme lui, je m'accommode de la vie. Penser ainsi, c'est un truc comme un autre... On y est plus ou moins enclin, question de nature ! Si c'est vrai que nous descendons du singe, et c'est de plus en plus vraisemblable, j'enrage d'imaginer que notre ancêtre ait pu n'être que le premier singe pensant pour la toute première fois à la mort ! On a de sérieuses raisons de regretter que ce lumineux bipède ait franchi le pas ! Quitter le confort du seul présent pour se torturer à inventer son avenir ? Quel progrès ?

– Tu dis cela, mais les singes... Ils ne pensent qu'à faire l'amour.

– C'est peut-être déjà pour eux une manière de chasser leur angoisse ?

– Mais non, c'est parce qu'ils ne pensent qu'au présent, au plaisir ; ils ont trouvé ça aussi ! »

La pensée d'Éric sembla s'évader. C'était plus fort que lui, il se sentait concerné par le destin des hommes, constamment ! Comme ils les trouvaient attendrissants dans l'effort accompli tout au long de leur vie, en attendant leur mort, pour lui donner un sens ! Il ne pensait pas seulement à leur effort pour survivre, mais à leur ambition à construire une œuvre, quelle qu'elle fût, une manière de long souvenir de leur temps vécu. Inutile et médiocre pour la plupart, à moins d'être un artiste ! Quel combat livré au temps et à travers lui à la mort ! Éric perçut soudain, dans le silence qui l'accompagnait, que sa dérive solitaire pesait à Sylvie. Il résuma sa pensée :

« Tu sais que le temps qui passe, c'est mon idée fixe ! Mais on ne va pas perdre ce merveilleux moment à ratiociner sur la tristesse de sa fugacité. D'ailleurs, le bonheur que tu m'offres est un merveilleux remède. Depuis Tours, c'est ainsi ! »

Comme il évoquait Tours, Rose revint flotter vaguement en lui, souvenir estompé. Plus tard, cette association contrastée et cruelle de la mort et de sa première grande nuit d'amour avec Sylvie garderait sans doute une place en sa mémoire, mais sous une apparence si vague, si imprécise qu'il en aurait oublié depuis long-temps et les raisons et le nom même de Rose. Il avait été surpris d'ailleurs par la facilité avec laquelle les simples faits de sa vie avaient corrigé ses penchants malheureux. La nature sait surprendre et annuler même ce que l'on croit fatal ! Elle sait répandre sur les idées comme sur les hommes ses enzymes nettoyeurs. Alors qu'il doutait de sa capacité à être heureux, la beauté de Sylvie, sa provocation amoureuse, le cadre désuet mais charmant de la chambre, le champagne, le soleil couchant avaient dissous comme par enchantement ses craintes ! Il avait éprouvé, contre toute attente, un grand bonheur. Il avait remarqué cela déjà. C'était d'ailleurs un argument qu'il appelait à la rescousse lorsqu'il sentait en lui battre les premiers temps d'une chamade. Il en tirait alors une espérance, celle de s'épanouir alors que tout était à craindre... Sa confiance en l'ordonnance des situations était sa forme d'opti-misme à lui. C'était elle aussi qui lui conférait la plupart du temps l'apparence sereine qui rassurait Sylvie. Il analysait l'humeur des hommes à la manière d'une météorologie des sentiments dans laquelle les tempêtes comme le beau temps échappent aux pré-visions. Il pensait que c'était bien ainsi et qu'après tout, les plus beaux moments dont il avait joui n'avaient presque jamais été prévus. Ainsi, en cette nuit mer-veilleuse avec Sylvie, l'étrange rappel qu'avait semé Rose en lui le matin même, ce rappel de mort qu'il détestait, s'était dissous dans le ciel de leur lit. Il était toutefois un peu malade du temps, du temps qui passe, de ce présent qu'il vivait mal et qu'il surchargeait souvent d'anticipations douloureuses.

Sylvie le regardait. Elle surprenait chez lui, une fois encore, cette absence pendant que couraient simultanément dans sa tête toutes ces idées à la fois. Sa pensée revint vers elle, il lui prit la main avec gratitude.

« Tu me rends heureux, Sylvie. Ton insouciance, ton intérêt pour les choses futiles, ton métier de vent, tout cela m'intéresse, me fait du bien. Mes jours auraient parfois tendance à rester couverts, tu les éclaires de ton soleil. Je te soupçonne parfois de n'avoir pas envie de te réveiller, d'éclairer ma vie en somme, mais quand tu le fais, c'est merveilleux et tu le fais constamment depuis que nous vivons ensemble. »

Ils commandèrent deux whelch-rarebites et deux doubles-express. Ils avaient le projet d'aller au Louvre visiter les nouvelles salles de peinture française. Ce goût commun des musées était le premier qu'ils avaient développé. Ils se connaissaient à peine qu'ils avaient décidé d'aller voir l'exposition sur le Titien au Grand Palais. C'était devenu une habitude de se réunir le samedi au Flore et d'aller voir une exposition. Ils aimaient le silence des musées, la découverte d'une œuvre au travers de la rétrospective d'un peintre. Éric tout particulièrement. Il y retrouvait les étapes de cette œuvre présentée après la mort de l'artiste. Chaque tableau recélait une part de sa vie, une sorte d'orientation par rapport à son destin, à sa mort. Il aimait déceler dans ces vies exposées les alternances de génie et de défaillance, et surtout l'évolution du regard du peintre qui simplifiait toujours sa vision du monde à la fin de son existence. Était-ce une réponse rassurante à sa vision des choses ? Ou tout simplement la traduction épurée de son regard ? Éric y cherchait comme une réponse aux questions que la mort posait à chaque homme, et, de la façon la plus égoïste, à lui-même. Il aimait pour les mêmes raisons lire les œuvres complètes d'un littérateur mort, tout spécialement dans les éditions commentées. Les notes de bas de page apportent au texte ces rappels biographiques qui donnent à la lecture cette richesse temporelle, cette vibration charnelle auxquelles l'âge de l'auteur ajoute insidieusement des relents de mort programmée. Le débat des hommes au cours de leur longue existence ne l'intéressait qu'achevé. Pour tout vivant reste encore le combat face à l'énigme. L'artiste disparu, lui, a laissé ses instruments épars ; quoiqu'il ait pensé, qu'il ait préparé, il a été surpris et c'est cette surprise que l'on analyse comme le terme de ce qu'il a pu comprendre. Curieux comme les peintres semblent ne voir, en leur fin de vie, que la lumière. Peut-être s'en éblouissent-ils pour ne plus rien voir.

Ces visites étaient pour Sylvie et lui l'occasion d'échanges qui ne seraient peut-être pas nés entre eux en un autre lieu. Ils ressortaient de ces expositions enrichis d'eux-mêmes autant que des peintres, fatigués et souvent érotiquement exaltés. Le long piétinement devant les toiles, ces chemins sans fil, ces serrements de mains complices, ces baisers furtifs dans un coin d'ombre, le choc des œuvres qu'ils contemplaient, élaboraient en eux, avec une grande constance, les ferments du désir. Ils rentraient alors chez Éric et faisaient l'amour. Aujourd'hui, ils soupçonnaient tous deux qu'il en serait ainsi. La peinture française n'était pas une rétrospective à hauteur d'homme, mais à hauteur de nation. Le thème était varié. Ils ne doutaient pas que quel qu'il fût, il les porterait à se rejoindre.

Aujourd'hui, ils ne se quitteraient pas. Éric ne se posait plus la question. Ils dormiraient rue de Verneuil. Le seul débat qui demeurait entre eux ne concernait que le choix de l'appartement où ils décidaient de passer la nuit. Ils avaient déjà pensé, chacun de leur côté, que l'un des deux studios deviendrait bientôt superflu quoiqu'ils n'aient décidé de vivre ensemble que depuis peu. Sylvie lui proposa de dîner chez Lipp. Il était plus simple de rejoindre ensuite la rue de Verneuil.

Quelques jours plus tard, Jean-François alla seul à Paris pour la visite de contrôle. Un mois d'évolution post-opératoire lui avait démontré la stabilité de sa situation, sinon une amélioration sensible de sa vision ; il avait convaincu l'ophtalmologiste d'Avranches de l'autoriser à travailler à mi-temps, dès le quinzième jour. Il avait été inquiet d'affronter l'épreuve qu'il s'était lui-même imposée ; ses camarades l'avaient reçu avec une particulière gentillesse. Ils avaient préparé son retour de telle façon qu'il abordât son nouveau rôle avec le moins de difficulté possible. Il s'étonna d'y entrer avec une facilité qu'il n'attendait pas. Les problèmes posés par la représentation commerciale de la petite usine de machines-outils lui étaient si connus qu'il domina aisément les quelques obstacles qu'il avait rencontrés. Il s'agissait essentiellement de nomenclature, de catégorisation, de taux de TVA. Simone, la secrétaire, que son patron avait déléguée auprès de lui, compléta son rôle avec efficacité. En quelques jours, Jean-François, dont l'énergie était décuplée depuis son retour à la vie active, avait classé dans son esprit les objectifs à atteindre, et il avait même soumis à son patron quelques projets de développement dans un secteur jusque-là négligé, qui en cette période de crise pouvait représenter un nouveau marché. Après une réunion avec les principaux responsables de l'usine, l'un des projets, particulièrement séduisant, avait été retenu. Le soir, Jean-François en avait parlé d'abondance à Catherine.

« Ce nouveau marché devrait nous permettre d'augmenter de 12 % notre chiffre d'affaires. »

Jean-François était transfiguré, non seulement par rapport à ce qu'il était avant l'opération, ce qui était l'évidence, mais au regard de ce qu'il était avant l'accident. À travers sa vision retrouvée, un autre Jean-François semblait s'être engouffré, qui s'exprimait devant elle avec une conviction, une ambition qu'elle ne lui avait jamais connues. Elle en eut instinctivement peur. Sa vive intuition lui fit entrevoir la disproportion entre l'engagement de Jean-François dans la vie active et la fragilité qu'elle supposait dans sa condition visuelle. Elle songeait sans cesse au fait que personne n'avait pu assurer à Jean-François qu'il n'aurait pas de « rejet ». Elle avait lu dans une revue mensuelle de santé que ce rejet pouvait survenir à tout instant, avait retenu l'expérience d'un malade qui, un matin, s'était réveillé avec un trouble oculaire. C'était le rejet par son organisme du greffon cornéen. La célérité avec laquelle il avait été traité l'avait guéri. Aussi les médecins recommandaient-ils une constante vigilance. Elle trouvait Jean-François désormais trop distant de son œil. Elle lui posait des questions indirectes sur son état, auxquelles il répondait très partiellement. Elle le savait capable d'insouciance. Peut-être même pouvait-il se mentir à lui-même sur l'interprétation de son état. Elle avait attendu avec impatience le temps de la visite de Jean-François à Paris, s'était surprise à penser obsessionnellement au donneur, à ce petit morceau de l'autre qui vivait sur l'œil de Jean-François. Elle voulait l'investir d'une invulnérabilité aux cellules de son mari, se laissant aller à toutes sortes de petits mouvements conjuratoires pour éloigner cette possibilité de rejet, cette éventualité du pire. Elle savait que ce pire plongerait Jean-François dans un insondable désespoir et que leur vie en serait à nouveau gâchée, même si d'autres tentatives pouvaient être engagées, ce dont elle n'était pas certaine. Elle frissonnait d'inquiétude au retour possible de leur vie antérieure, de laquelle aurait été extirpé l'espoir.

Une inversion de leur rôle s'était établie en quelques jours. Jean-François s'activait, s'enthousiasmait. Il avait même recommencé à conduire la Clio avec Catherine à ses côtés, sur un chemin de campagne. Il faisait des projets. Catherine le retenait, hésitait, conjurait. Tout ce qu'il faisait l'inquiétait ; elle ne cessait de rogner ses activités, de se substituer à lui dans l'accomplissement des tâches, craignant qu'il ne fût victime de l'illusion d'être redevenu en grande partie l'homme qu'il était. Elle savait son équilibre si fragile, si imprévisible, si biologiquement dépendant de règles que les médecins, tout en les connaissant bien, ne contrôlaient qu'imparfaitement. Elle s'en remettait à un ordre supérieur auquel elle adressait ses secrètes pensées comme à la seule force qui, peut-être, eût pu répondre à son humble souhait, ce vœu de bonheur auquel elle aspirait et qui n'était autre que celui d'une vie normale, celle des autres.

Jean-François avait mis au service de l'amour une grande part de la fougue qu'il avait retrouvée. Il avait redécouvert l'exquise influence que Catherine exerçait sur ses sens dans ses moindres gestes, les déplacements de son corps, la mimique adorable de son visage. Il savait que tout cela lui avait été ravi pendant presque un an et que la reconstitution qu'il en avait composée alors, à partir de ses souvenirs, n'avait jamais recréé en lui ce mélange de câlineries félines, de messages esquissés, de regards délicieusement provocateurs qu'elle dirigeait vers lui quand il ne s'y attendait pas, dans les actions les plus courantes de sa vie de ménagère. Elle savait le conquérir, elle capturait son regard recouvré, elle l'entraînait dans son sillage. Ils avaient retrouvé leurs merveilleuses habitudes. Comment avaient-ils pu en perdre presque tous les parfums ? Ils avaient compris que le handicap de Jean-François, avec son corollaire d'inhibition et de souffrance, avait détruit cette parade des noces après laquelle ils se retrouvaient avec tant de bonheur. Ils redécouvraient tout ce qui leur avait manqué, réhabitaient l'Éden avec insouciance.

Ils avaient même été imprudents, Catherine s'en inquiétait, non pour l'œil de Jean-François, car elle y pensait toujours, mais pour la pilule. Son médecin lui avait conseillé un temps d'interruption qu'intelligemment, il avait prescrit autour de l'opération de Jean-François. Personne n'avait compté avec le miracle, avec cette frénésie qu'ils avaient saisie au détour de la vie, sans prévenir ; leur jeunesse retrouvée les avait éblouis. Catherine avait bien eu recours à certaines précautions antiques, mais emportée par la renaissance de leur fougue amoureuse, elle n'avait pas été aussi attentive qu'il eût fallu. Cela ajoutait à la précarité de leur situation. Jusqu'à présent, elle ne pouvait rien dire, mais elle se sentait les seins anormalement gonflés, un peu douloureux. Elle avait regardé dans son miroir l'auréole de ses mamelons qui portaient des granulations légèrement plus nombreuses que d'habitude. Elle n'avait aucune nausée. Elle y pensait beaucoup en ce jour où Jean-François était à Paris.

C'est Éric que Jean-François vit en premier. Il était à la consultation, préparait l'examen des malades que son patron attendait. Ils éprouvèrent un plaisir à se revoir. Éric reconnaissait à peine Jean-François dans ce visage ouvert qui exprimait le bonheur et l'assurance. Aux questions que posait Éric, Jean-François répondait avec application. Apparemment, le médecin ne découvrait aucun indice de complication. Il nota les chiffres d'acuité visuelle : cinq dizièmes sans correction. Avec correction d'un astigmatisme, la vision était de sept dizièmes. De près, Jean-François lisait sans lunettes les plus petits caractères. C'était, après un mois d'évolution, un succès exceptionnel. Éric en était ravi.

Au biomicroscope, Éric contrôla l'excellent état du greffon, le greffon de Rose ; il vivait là en parfaite harmonie avec l'œil de Jean-François. Il eut une pensée brève et émue pour elle. Ces petits corpuscules brillants qu'il discernait au fort grossissement du microscope, c'étaient ses cellules qui survivaient avec tous leurs caractères, chez Jean-François. Rose vivait là, avec toutes les valeurs génétiques qui avaient caractérisé sa vie, son apparence, ses humeurs, et aussi sans doute ses sentiments. Curieux recel de tant de potentialités dans ce petit disque transparent de Rose confié à Jean-

François, qui n'en soupçonnait rien ou n'en voulait rien savoir. Mais Rose non plus n'en pouvait rien savoir. Tout au plus avait-elle, parfois, furtivement imaginé qu'elle ne survivrait qu'en cela. À Chalonnes, la débâcle de son corps l'avait anéantie. Là, ses cellules « sentaient » au moins la lumière, comme autrefois, cette caresse primitive du soleil sur la vie...

Pendant des millions d'années, les êtres vivants n'avaient guère été davantage que ces cellules de la cornée de Rose, frôlées, animées, fortifiées par les rayons du soleil. Sans cette étape rudimentaire, rien de ce que nous sommes ne serait. Une sorte de préalable de Rose vivait en Jean-François alors que c'était tout ce qu'il en restait.

Après l'examen, Jean-François étudia le visage d'Éric, qu'il n'avait guère analysé lors de son opération, ne l'ayant qu'aperçu alors. Il le trouva sympathique. Il sut mal définir ce qu'il était. Se mêlaient en lui une expression d'irradiante bonté, et une ombre grave qui semblait éteindre par intermittence son doux regard. Son sourire, qui termina l'entretien, émut Jean-François. Le patron confirma la très bonne évolution du greffon et dicta pour l'ophtalmologiste d'Avranches un rapport qui confirmait un pronostic bien engagé. Il lui donna un rendez-vous pour trois mois plus tard.

Jean-François se retrouva dans le train du retour en état d'allégresse. Le professeur avait confirmé ce qu'il savait : qu'il voyait bien, que son état était aussi satisfaisant que possible ; il restait des risques, mais rien ne les annonçait. Il pleuvait aujourd'hui. Il faisait presque froid. La campagne n'était pas aussi belle qu'un mois plus tôt. Il trouva pourtant qu'elle était admirable. Il s'était promis de travailler à plein temps dès la semaine suivante. C'est cette semaine-là que Catherine lui apprit qu'elle était enceinte.

Chapitre 7

Mercredi, un an plus tard

Éric avait pris ses fonctions de chef de clinique en novembre. Il était devenu responsable d'une consultation et secondait son patron, qui lui confiait la surveillance lointaine des malades qui allaient bien. Chaque fois qu'il était venu à Paris, c'est lui que Jean-François avait rencontré. L'année s'était passée sans encombres. Après six mois d'évolution, le traitement avait été interrompu ; le dernier rendez-vous qu'ils avaient prévu correspondait à peu près au premier anniversaire de la greffe. Jean-François avait organisé autour de ce rendez-vous un périple professionnel lui permettant de prendre contact avec des entreprises de la région parisienne avec lesquelles il travaillait désormais. Sa visite à Éric était de routine. Ils se retrouvaient en complices d'une même aventure. Une solide reconnaissance liait Jean-François à Éric et à son patron. L'assurance qu'aucun rejet ne s'était manifesté depuis l'opération laissait entendre que, désormais, le greffon qu'il portait était bien toléré par un organisme qui paraissait même en ignorer l'existence. La vie de Jean-François était tout à fait normale. Certes, il ne voyait que d'un œil, mais si bien qu'il oubliait que l'autre était en si pauvre état. Grâce à son activité débordante, il avait développé le projet qui lui tenait à cœur ; l'usine était prospère, son patron l'en avait vivement félicité. Tous, autour de lui, avaient été surpris par le dynamisme qui l'habitait. Il y avait dans cet acharnement à réussir une volonté de rattraper tout ce temps pendant lequel il s'était considéré comme un poids mort, comme une charge pour les autres. Il faisait beaucoup plus qu'on ne lui demandait, consacrait parfois tout un week-end au travail. Catherine le lui avait d'abord reproché, mais cet investissement professionnel représentait la preuve qu'il était redevenu comme avant. Plus encore, elle avait compris qu'au travers de l'épreuve Jean-François avait forgé les armes d'une revanche qui le hissait à une situation supérieure à celle d'autrefois. Il gagnait bien sa vie, son patron ayant tenu compte du rôle important qu'il avait dans l'affaire qu'il dirigeait. Aussi leur vie à tous était-elle devenue plus facile.

La famille s'était agrandie. Elle avait accueilli Jean-Marc, en mars. La grossesse de Catherine et l'accouchement s'étaient bien passé. Tous étaient heureux.

Ce petit garçon était une preuve de leur bonheur retrouvé. Au début de la grossesse, Catherine avait été inquiète car l'état de Jean-François, aussi satisfaisant qu'il fût, lui paraissait encore instable. Mais il avait été si heureux qu'elle l'avait acceptée avec moins de réticence. L'été passé, Jean-François travaillant, elle avait presque oublié ses craintes. Elle se surprenait même, après la visite de six mois, à ne plus guère penser à l'état de son mari. La grossesse dominait leur vie de chaque jour, leurs projets. L'échographie avait confirmé que c'était un garçon. Jean-François en avait éprouvé une grande joie. Se savoir bientôt père d'un garçon était pour lui un événement.

Quand il le sut, il songea à acquérir un appartement à Jullouville, un trois pièces avec vue sur la mer du côté de Carolles. Comme il conduisait facilement, il avait estimé qu'ils pourraient tous habiter au bord de la mer dès les vacances scolaires, la distance séparant Jullouville de Saint-Pair restant suffisamment réduite pour qu'il fasse l'aller-retour chaque jour. Jullouville était pour lui, pour eux, le lieu de naissance de leur amour, aussi attachait-il beaucoup de prix à s'y fixer. Il aimait à se rappeler que c'était là qu'il avait senti pour la première fois qu'il aimait Catherine. Tant de doux souvenirs les unissaient à cette simple plage : le repas au cours duquel ils s'étaient rencontrés, ce retour d'un bal à Granville, quand ils avaient marché, pieds nus sur la plage, dans l'aube toute naissante d'un jour d'été, et leur première nuit d'amour après la visite aux îles Chausey. Toutes ces raisons avaient justifié le choix de Jullouville. L'appartement leur serait livré à la mi-juin. Pendant le voyage qui ramenait Jean-François à Paris, il avait étudié les dernières propositions d'aménagement intérieur. La baie vitrée de leur salle de séjour avait été particulièrement étudiée, car Jean-François voulait qu'on voie, au travers, le plus grand paysage possible. Il désirait que s'inscrive dans son cadre le spectacle permanent de la mer, avait vérifié que l'horizon était bien visible depuis le port de Granville, avec son rocher, jusqu'à la pointe de Carolles. Rien ne pouvait échapper à son regard, ni la lente approche des bateaux vers le port ni les jeux permanents de lumière entre la mer et le ciel. Il avait choisi un troisième étage, celui qui permettait de jouir sans obstacle de l'immense panorama, sans toutefois le séparer de l'odeur et des bruits de la marée dont l'ampleur du flux et du reflux n'est nulle part égalée. Jean-François était devenu un voyeur du monde, de ce bout du monde qu'il aimait tant.

Quand il arriva à l'hôpital, il patienta avant d'être appelé par l'infirmière qui assistait Éric. Ils s'offrirent mutuellement un large sourire en se serrant la main. Jean-François n'eut aucune peine à convaincre Éric que tout allait bien. Après un an, le greffon était parfait, l'acuité visuelle excellente. Sans traitement, aucune manifestation de rejet ne s'était produite au cours des derniers six mois.

« Je suis vraiment heureux du résultat. Je vais

demander au patron qu'il vous regarde, il sera content. Il ne faut même pas ôter les fils de suture. On vous fait cadeau des surjets, ils vous appartiennent.

— Que vont-ils devenir ? dit Jean-François.

— Votre cornée va les digérer progressivement sans dommage », répondit Éric.

Lorsque le patron examina Jean-François, il confirma que la situation était excellente. Il demanda à Éric de prendre une photographie du greffon à titre de document terminal. Jean-François hasarda une question :

« Je n'aurai plus rien à craindre à présent ?

— Non, répondit le patron. Enfin, presque rien. On a décrit des rejets très tardifs, mais plus ils sont tardifs, plus ils sont bénins, et mieux ils réagissent à nos traitements. Soyez rassuré, je vous considère comme guéri.

— Et l'autre œil ? dit Jean-François.

— Certainement, mais un peu plus tard, en respectant certaines règles de prudence. »

Le patron suggéra à l'intention d'Éric :

« Engagez dès aujourd'hui la procédure de typage. Ce sera déjà fait. On l'inscrira sur la liste dans un an. »

En quittant Jean-François, il ajouta :

« Je suis vraiment heureux qu'on ait pu vous rendre ce service.

— Je vous en remercie infiniment et chaque jour », répondit Jean-François en soulignant chacun des mots qu'il avait prononcés.

Éric ramena Jean-François à son box d'examen.

« Vous avez entendu ce qu'a dit le patron. Il n'est pas contre une greffe au second œil, mais pas avant un an. Je vais simplement demander votre type HLA. Nous serons prêts l'année prochaine pour vous inscrire sur la liste nationale des malades en attente. Puis nous attendrons de posséder le greffon convenable. »

Jean-François écoutait avec une grande attention ce que lui disait Éric. Il pesait les avantages et les risques de l'affaire. Après tout, n'était-il pas heureux ainsi ?

« Ne pensez-vous pas que le mieux est l'ennemi du bien, docteur ?

— Parfois bien sûr, vous avez raison, mais la recherche d'un donneur compatible réduit sans doute beaucoup les risques d'un rejet sur le second œil. »

Au mot donneur, Jean-François resta perplexe. Un silence précéda sa nouvelle question.

« À propos de donneur, docteur, j'ai beaucoup réfléchi. Savez-vous tout ce que je dois à celui ou celle qui m'a donné sa cornée ? Tout mon bonheur actuel dépend de cette personne. J'y pense chaque jour avec une reconnaissance infinie. J'émets à son égard une sorte de prière en forme de merci chaleureux, et cela à n'importe quelle heure du jour au cours de mes activités. C'est ainsi que je remercie le ciel. »

Éric, cette fois, n'avait pas songé à Rose en examinant le greffon de Jean-François. C'était la première fois qu'il l'oubliait. Son image lui revint, brièvement, très vaguement. Il revit son profil mais sa mémoire ne lui en restitua qu'une image très estompée, qu'il associa à Sylvie. Elle avait habité un peu sa vie, ses débuts avec Sylvie. Il se reprocha cet oubli. Ils n'étaient là pourtant, l'un en face de l'autre, qu'à cause d'elle !

« Vous connaissez mon donneur ? », dit Jean-François.

Éric fut surpris par la question. Il hésita, prononça le début d'une phrase, puis après un temps répondit :

« Non, bien sûr, tout cela est parfaitement anonyme. » Il était troublé en disant cela.

« Pourtant, dit Jean-François, j'aurais aimé savoir, ne serait-ce que son prénom, pour lui dire merci, merci chaque jour que je vis. »

Éric lui sourit. Il comprenait tant le souhait de Jean-François, mais l'aurait-il voulu qu'il n'aurait pu lui permettre de dire « merci Rose ». Car le nom de Rose, il l'avait oublié. Il chercha, scruta sa mémoire. Il savait que c'était un prénom inhabituel de nos jours, plutôt vieillot, d'un autre temps, peut-être un prénom de la campagne. Il abandonna puis il se dit :

« À quoi bon, de toute façon, je ne pourrais le lui dire. »

Jean-François ajouta :

« Savez-vous que j'ai un second enfant, un fils de deux mois, Jean-Marc. Il est un peu le vôtre à vous tous, au donneur, à votre patron, à vous. Ce n'est pas la moindre des conséquences de ce que vous avez tous fait pour moi. »

Éric pensa à Sylvie. Ils n'avaient pas encore songé

Imprimé par Lightning Source France
1 avenue Gutenberg
78310 Maurepas

N° d'édition : 7381-0288-Y

à avoir un enfant. La visite de Jean-François lui rappelait qu'ils vivaient ensemble depuis un an. Il y avait exactement un an, jour pour jour, qu'ils étaient partis pour la Touraine. Ce soir, il inviterait Sylvie à dîner pour leur premier anniversaire. Ils rentreraient ensuite à l'appartement de la rue de Verneuil qu'ils avaient définitivement adopté. Jean-François lui faisait soudain découvrir qu'il aimerait avoir un enfant de Sylvie... Mais cette pensée se perdit dans les effusions d'adieu de ce dernier.

« Alors, je ne vous reverrai plus ?

— Si, dans un an, lui répondit Éric, si vous le voulez toujours. »

À son retour rue de Verneuil, Sylvie l'attendait. Il fut surpris de l'air de fête qu'elle avait donné au studio. Elle avait acheté des fleurs, préparé deux verres sur la table basse devant le canapé. Il y avait un paquet à côté, assez plat. Son papier gris argenté était maintenu par un ruban rouge orné d'un gros nœud. Ensemble, ils crièrent « Bon anniversaire ». Cette date, dont Jean-François lui avait fait se souvenir, Sylvie ne l'avait pas oubliée. Ils s'enlacèrent, s'embrassèrent longuement, jusqu'à ne plus avoir de souffle, éclatèrent de rire. Elle lui dit :

« Je nous ai fait un cadeau. »

Elle prit le paquet qu'elle présenta à Éric. Il en défit avec précaution le ruban, et sortit de la boîte un agenda électronique japonais. Elle ajouta en riant :

« Tu pourras te lever très tôt le matin, et, pour

tout ce temps inscrit jusqu'à 2099, tu pourras prévoir notre bonheur. Jamais tu n'oublieras ce que tu as à faire sans moi. »

Éric était ému, il se souvint de ce jour où tout avait vraiment commencé entre eux, un jour comme les autres.

Table des matières

Imprimé par Lightning Source France
1 avenue Gutenberg
78310 Maurepas

N° d'édition : 7381-0288-Y